渡辺和子
大津秀一
石飛幸三
青木新門
山折哲雄

人は死ぬとき何を思うのか

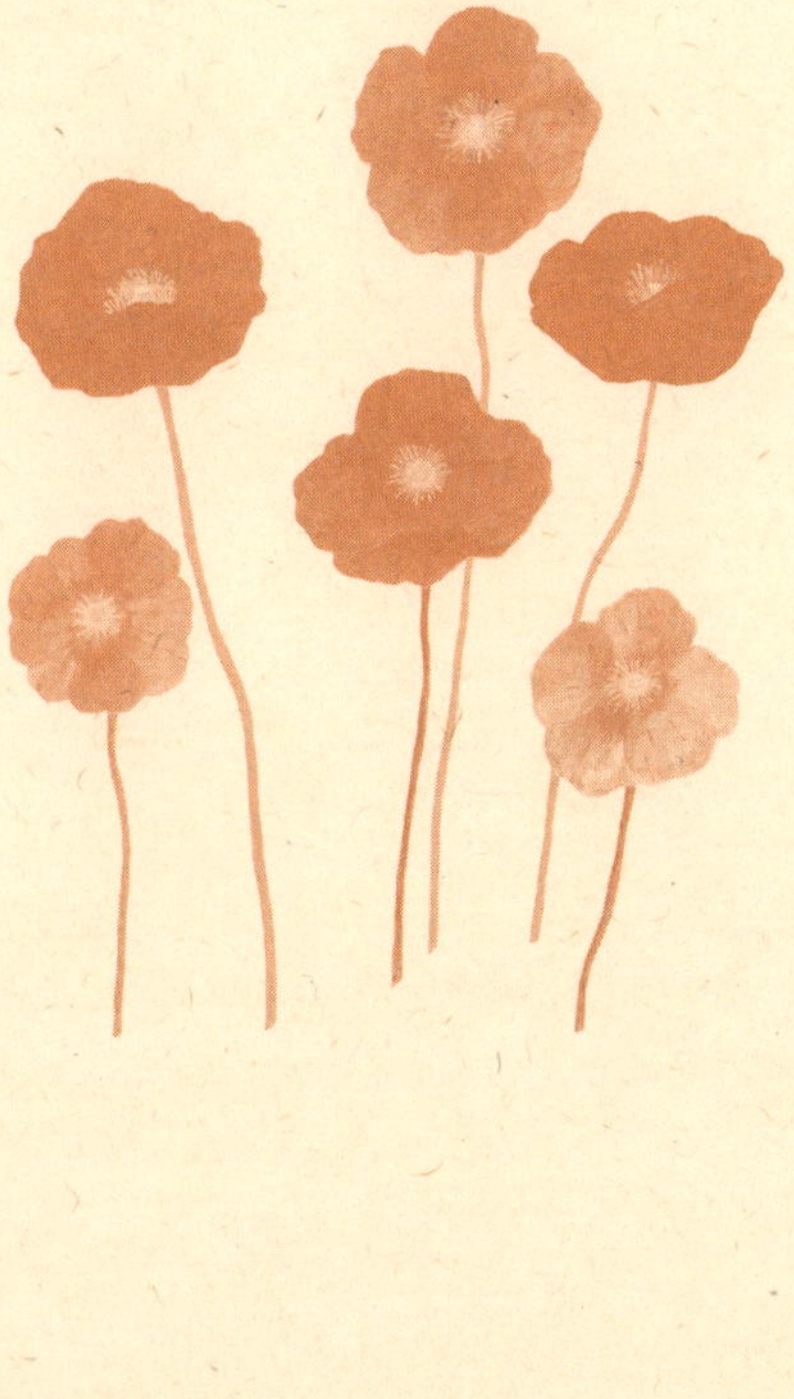

PHP

私は死を受け止めるから、
愛する人に命を継ぎ足してください。
そんな気持ちで死を受け止めれば、
死や苦しみにも意味が生まれると思うのです。

——渡辺　和子

誰にも、いつかは終わりがやって来る。

いまわの際に「ああ、それなりにいい人生だった」と思うためにも、やりたいことを思う存分やっておくべきなのだ。

今なら、まだ時間があるはず。

「いつやるの？　今でしょう？」。できることは、たくさんある。

――大津　秀一

食べられなくなってきたお年寄りは、同時に寝る時間が長くなってきます。食べられなくなることと寝ることは並行していて、最終的には寝たきりになります。そんなおじいさんやおばあさんが奥の部屋で寝ているというのが、どの家でもよく見かける光景でした。

そうしたなかで人は、人間がどのように死んでいくのか。こうすれば人は穏やかに死んでいけるのだということを学習したのです。

——石飛　幸三

私自身、死者の顔が安らかで美しいと思えるようになった頃から、過ぎ去った青春も、老いも、死もまた美しいと思えるようになっていった。
そう感じるようになると、死はもう恐ろしいものではない。どんなことがあっても、安心して明るく生きていけるようになる。

――青木 新門

いまや「死」につくのは、自分で意識しないと、できないことになりつつある。

歳をとれば死に支度をすることが大事で、それには何を捨て、何を断ち、何から離れるかを考えなければならない。

――山折　哲雄

まえがきにかえて

死は、誰にも等しく訪れます。私たちの未来で唯一確実なのは、いつかは「最期のそのとき」を迎えるということです。にもかかわらず、私たちはいたずらに死を恐れ、遠ざけ、考えまいとしています。忌《い》むべきものとして嫌い、目を背《そむ》けています。

たしかに、愛する人や近しい者と永遠に別れなければならないのは悲しいことですし、自分が死ぬことを考えるのは怖いことです。できる限り長生きして、死にまつわる恐怖や悲しみを遠ざけておきたい、そう考えるのが心情というものでしょう。

しかし、残念ながら、死は私たちの思い通りにはなってくれません。いつ「そのとき」がやって来るかはわからないのです。だからこそ、死を真正面から見据え、考えなければいけないのではないか。それが本書の出発点でした。

昔は当たり前だった、家での臨終が消え、日常生活から死の匂いがなくなりました。大多数の人が、病院で死を迎えるようになったため、必要以上に死を恐れ、少しでも死が日常に顔をのぞかせると混乱してしまうのかもしれません。

ご登場いただく五人の著者は、それぞれ死の見つめ方は異なりますが、一つだけ共通しているのは、「死を考えることは、生を充実させることだ」という思いです。限りある命を意識することによって、自分のなすべきこと、大切にしなければいけないことがわかります。そして、死を受け入れ、その準備を行うことで、生はより輝き、満ち足りたものになっていくのです。

いまや日本人の平均寿命は、八十歳を超えるまでになりました。長くなった人生を充実させて生きるためにも、私たちは死について、もう少し考える必要があるのではないでしょうか。

自らの死と向き合い、そこに向けた心づもりと準備を整えておけば、いたずらに死を恐れ、忌み嫌うこともなくなるかもしれません。少なくとも、死が無ではないということに気づくことができるはずです。

二〇一四年初夏

PHP研究所

人は死ぬとき何を思うのか　目次

死ぬとき人は何を思うのか？

大津秀一

心安らかな「平穏死」を迎えるために

石飛幸三

「五感」で死を受け止めると見えるもの

青木新門　123

〝死に支度に向き合う〟作法とは？

山折哲雄

死を超えて信仰とともに生きるには?

渡辺和子

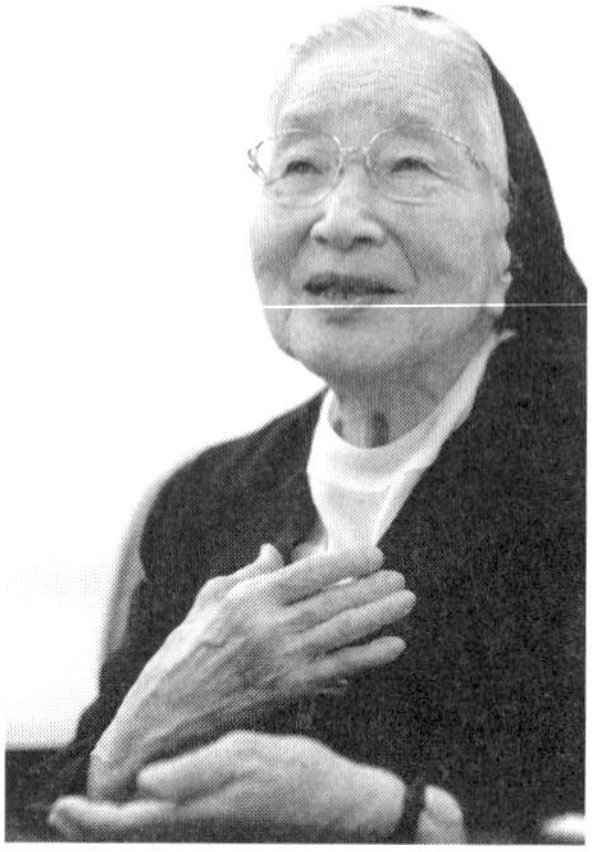

渡辺 和子（わたなべ・かずこ）

1927年、陸軍教育総監・渡辺錠太郎の次女として生まれる。1956年、ノートルダム修道女会に入りボストン・カレッジ大学院に学ぶ。ノートルダム清心女子大学（岡山）教授を経て、1990年３月まで同大学学長。現在、ノートルダム清心学園理事長。著書に、『目に見えないけれど大切なもの』『愛と励ましの言葉366日』（以上、ＰＨＰ研究所）、『置かれた場所で咲きなさい』『面倒だから、しよう』（以上、幻冬舎）他多数ある。

父の死に立ち会うことができた「天のめぐみ」

しんしんと雪の積もった昭和十一年二月の朝、私の父・渡辺錠太郎（編集部注：陸軍大将・陸軍教育総監）の命は、多くの兵士の銃弾によって奪われてしまいました。世に言う二・二六事件です。

父と同じ部屋にいた、当時九歳だった私は、父の体が機関銃に撃たれて蜂の巣のようになる様子を目の当《ま》たりにしました。数人の兵士が銃剣で斬りつけてとどめを刺した光景は、七十数年たった今でも、鮮やかに脳裏に焼きついています。

それは、私が初めて目にした「死」であり、初めて感じた命のはかなさ、人間の恐ろしさでもありました。

ただ、今では、父の最期に私が唯一立ち会えたことを、自分に与えられた「天のめぐみ」だと考えています。父にしてみれば、愛娘《まな》にこのような凄惨《せいさん》な死は見せたくなかったかもしれません。

しかし、「この子とは長くいっしょにおれないのだから」と、遅くに生まれた末っ子の私を、兄姉がひがむほど可愛がってくれた父を看取ることができたことに、とても感謝しているのです。

人は生まれた瞬間から、死に向かって旅を始める

生ある者は、必ず死を迎えます。つまり、私たちは生まれた瞬間から、死に向かって旅をしていると言うこともできるでしょう。

生と死は表裏一体で、隣り合わせです。それにもかかわらず、私たちは死を恐ろしいもの、忌むべきものとして、できるだけ考えまいとして生きているのは、どうして

でしょうか。

それは、死が未知のものであり、死を迎える準備ができないからかもしれません。父に、突然の死を迎える準備ができていたのかどうかはわかりません。しかし、当時の情勢を考えれば、おそらく命の危険が迫っていることを知らなかったとは思えません。また、ある種の覚悟を決めていたようにも思えます。

兵士たちがなだれ込む前に、私を物陰に隠し、ピストルの名手であった父は、ピストルを構えて応戦態勢をとったにもかかわらず、一人も相手を殺すことなく、凶弾に倒れました。配下である陸軍兵士を殺すことが、できなかったのでしょう。

死を身近なものとして忘れないように生きる

聖書に「死は盗人のようにやって来る」と書かれているように、死は、いついかなる形で訪れて来るかわかりません。自分の一生の終え方を自分で選択したいと思っても、私の父が突然命を奪われたように、いつ呼び出されて死と向き合うことになるのか、まったくわからないのです。

ある日、通り魔に襲われて死ぬこともあるでしょう。東日本大震災で亡くなられた方々にしても、まさかあの三月十一日に、自分が死ぬとは誰も思っていなかったはずです。

せめて私たちにできることは、死を絶えず身近なものとして、忘れないように生きていくことではないでしょうか。それは、いつ死を迎えてもよいような日々を送ることだと言えるかもしれません。

死が訪れるということは、生きて活動する時間が制限されるということでもあります。それと同時に、私たちの人生に意味を与えてくれるものでもあるのです。

もし死がなかったら、どうでしょう。ありあまる時間を持った私たちには、どうしてもやらなければいけないことの優先順位がなくなります。いつかやればいいからです。

しかし、現実には死が必ずやって来て、活動時間は終了します。制限された時間のなかですべてを行うことはできません。したがって、この限られた時間のなかで、何が大切かを考えながら生きていかなければならないのです。

旅行をするとき、持っていける荷物は一つだけと制限されて初めて、旅に必要な持ち物は何かを真剣に考えるようになります。死という制限があるからこそ、限られた人生で自分は何をすべきか、何を大切にして生きるかを考えられるのです。そうやって、人生のなかで大切なものを考えるという行為こそ、死を考えながら生きるということではないでしょうか。

そしてこれは、若いときより歳をとってからのほうが、より切実に、真剣に考えるようになるのではないかと思います。

私自身を振り返っても、若いときは自分の時間を自分で思ったように使うことができました。もっと時間があれば、あれもしたい、これもしたいと思い、歳をとって時間に余裕ができたら、翻訳でもして過ごしたいと思っていました。

ところがいざ歳をとると、若い頃には苦もなくできたことが、容易にできなくなります。若い頃、時間ができたらしたいと思っていた翻訳や読書を億劫に感じる自分がいる。これが老いることの哀しさでもあります。

ただ、そうであるからこそ、今を大事に生きることにもなります。若い頃できていたことが容易にできなくなる。明日は、もっとできなくなるかもしれない。だからこそ、今という時間をていねいに生きるようにもなれます。

私の好きな言葉に、「今日が私の一番若い日」というのがあります。

日一日歳をとっていくことを考えれば、これからの人生で今日が一番若い日ということになります。一番若い日だから、若々しく生きたい。今日ある力が、明日もあるとは限らないのですから。

その意味では、死ぬ日でさえ「一番若い日」と考えることができます。死ぬまでの日々がつねに「一番若い日」ですから、死ぬ日も当然、「一番若い日」になります。死ぬまで毎日、若々しく生きられるわけです。

逆に、死ぬ日を「一番歳をとった日」と考えることもできるでしょう。どう考えるかは自由ですが、いずれにせよ、今日のこの日が「一番若い日」であることは、間違いありません。

死はこの世の終わりと同時に、新しい世界への門出

あるとき、一人の新聞記者の取材を受けました。一通りの取材が済んだ後、彼はあらたまって、次のように切り出しました。

「じつは私の叔父は、あなたのお父様を撃った○○少尉です。叔母が今でも健在で、私があなたにインタビューすると聞いて、お恨みになっているかどうかをうかがって来てほしいと申しました」

そう言われて私は答えました。

「いいえ、まったく」

私は、自分でも不思議なほど、動揺しませんでした。なぜなら、キリスト教信者に

とって、死は終わりではなく、新しい生命の門出《かどで》でもあるからです。麦は地に落ちることで、新たな多くの実を結ぶことができます。死を拒《こば》んでは、新しい命は生まれません。

同時に死は、苦しいことの多かった人生を終えて、「ご苦労だったね」とねぎらってくださる神のみ手に抱かれ、永遠の安らぎに入る瞬間でもあります。むごたらしい最期を遂げた父も、その死の瞬間、慈悲に満ちた神のみ手に抱かれて、安らかにこの世を去ったのかもしれません。そのことに気づかせてくれたキリスト教と巡り合えたことに、私はたいへん感謝しています。

また、母はキリスト教徒ではありませんが、母も父の死をある意味、「よかった」ことと受け入れていました。もし父があの日、陸軍軍人らに殺されず、逃げ延びていたら、おそらく東条英機さんたちと同じ運命をたどっていたでしょう。

父は戦争に反対でしたが、立場上、最終的には賛成せざるを得なかったと思います。そして敗戦後は軍事裁判にかけられ、A級戦犯になっていたはずです。戦争犯罪人としてアメリカの手によって絞首刑にならず、軍人らしい死に方ができました。私も娘として、父が襲ってきた軍人相手に、逃げるのでなく、その場で死ぬことを選んだことを誇りに感じています。

面倒くさいことをきちんとやる

私たちの生き方が、そのまま死に方につながる保証はまったくありません。生涯を弱者救済にあてられた立派な方が、惨めな最期を遂げた例もあります。キリストもよいことしかしていないのに、弟子に裏切られ、群衆の罵詈《ばり》雑言《ぞうごん》を浴びながら、十字架にはりつけになって無残な死を遂げています。

どのような生き方をしようが、どんな死に方をするかはわからないのだから、「いい加減」に生きるのも一理ある考えです。そして、わからないからこそ、「ていねい」に生きるというのも一理ある考え方です。私は、後者を選ぼうと思います。

では、ていねいに生きるとは、どういうことでしょうか。たとえば、毎日の生活のなかには、「嫌だな」とか「面倒くさい」と思うことがたくさんあります。「嫌なことや面倒くさいことはしない」という選択肢もありますが、私がそれをすれば、誰かが助かる、あるいは幸せな気持ちになれると信じて、あえて嫌なこと、面倒くさいことをきちんとやるのです。

私はかつて東京にある自由学園に勤めたことがありますが、ここで心に残った言葉があります。創立者である羽仁もと子さんが生徒たちに語った、「あなたたちには、はきものを揃える自由があります」というものです。

「自由」というと「わがまま」「何の拘束もない状態」といった意味で使われることが多いですが、ここで使われる「自由」に私は意表を突かれました。

はきものを「揃える自由」があるということは、「揃えない自由」もあるということです。はきものを揃えず、そのまま放りっぱなしにしてもいい。いずれを選ぶかは、自分しだいというわけです。ここで面倒だな、嫌だなと思っても、あえて「揃える自由」を選ぶのです。

自我を殺す勇気を持つ

誰かに嫌なことや悪口を言われたときもそうです。言い返したい、反論したいという思いを我慢して、笑顔を心がける。私はそれを「小さな死」と呼んでいます。自分のありようを絶えず正し、自我を殺す勇気とでも言えばいいでしょうか。

勇気とは、何かに敢然と立ち向かうことだと考えられていますが、受け入れがたいものを受け入れるのも勇気です。虚栄心や競争心、怠惰な心を抑え、どんな自分も受け入れる勇気を持ったとき、私たちは平凡な日常のなかに、ささやかな幸せを見つけることができるのです。

今は自殺の仕方でも、爆弾のつくり方でも、インターネットで調べれば簡単にわかります。ただそこで、ほんとうにそれをしていいのか考える。靴を脱ぐとき、一呼吸おいて考える。悪口を言われたとき、一呼吸おいて考える。そこで何を選ぶかで、人格が決まってくるのです。

仕事でもそうでしょう。こうすればお金が儲かる。こうすれば上司に気に入られる。そんな価値観で行動を決める人は多いでしょう。しかし、それだけですべてを選んでいいのでしょうか。

ときに損をしてでも、困っている人のお世話をする。お歳を召した人が目の前を歩いていたら、「大丈夫だろうか」という目で見守る。あるいはみんながお酒を飲むなか、たとえ煙たがられても「明日が早いから」と自分だけは飲まない。

これらは、自分との戦いでもあります。そして実践しても、誰からもほめられないかもしれません。それでも「お天道様は見ている」という気持ちで、自分で「よい生き方」「正しい」と思えることを行うのです。

強さから生まれた優しさを身につける

そうは言っても、人間それほどすぐに自分を変えられるものではありません。何を隠そう、私自身、若い頃はわがままで、自分の感情をストレートに表に出す人間でした。何でも一番でなければ気がすまず、思うようにならないときは相手に怒りをぶつけていました。それが、強さだと思っていました。

しかし、三十代の初めに出合った「ほほえみ」という詩が、私に気づきを与えてくれたのです。

もし　あなたが誰かに期待した
ほほえみが得られなかったら

不愉快になる代わりに　あなたの方から
ほほえみかけてごらんなさい
実際　ほほえみを忘れた　その人ほど
あなたからの　それを
必要としている人はいないのだから

怒りたい衝動を抑え、相手の気持ちを思いやり、許し、さらに一歩進んで相手にほほえみかける優しさ。それはまぎれもなく強さのなかから生まれた優しさです。

それまで私の強さは、不機嫌を言葉や態度で示し、仕返しをすることによって表現されていました。この詩は、それまでの私が知っていた強さとは異なる強さが存在することを教えてくれたのです。

修道院に入った当初、私は「キリストが十字架にかけられて死んだように死にたい」という気持ちでいました。それがキリスト教徒としての覚悟のつもりでした。

ところがシスターにその話をすると、「そんなことはしなくていい」と言われました。「それよりも指先が針で刺されるような痛みを十字架として受けなさい」と言うのです。これもまた私の知っていた強さ、一般に言われる強さとは違う強さを持てということだったのだと思います。

また、負けず嫌いだった私に母がよく言っていたのが、「負けるが勝ち」という言葉でした。母もまた私に、違うタイプの強さを求めていたのでしょう。

「小さな死」を受け入れることで幸せを呼び込む

私は三十六歳で、岡山にあるノートルダム清心女子大学の学長に任命されました。当時の私は歳も若く、修道女としての経験も浅かったことから、自分の立場に非常に戸惑っていました。しかもこの学校の卒業生でもなく、東京育ちで、大学のことも岡山のこともよくわかっていませんでした。

自分がよそ者であるという疎外感を感じ、自分が何をすべきかもわからず、嘆いたり不満を言ったりするばかりの日々を過ごしていました。

そんなとき、ある神父様から言われたのが、「あなたが変わらなければ、何も変わらないよ」という言葉でした。それまでの私は、「誰もほめてくれない」「誰も大切にしてくれない」と、自分ではなく相手の態度が変わることばかり求めていました。それではいつまで経っても変わらない。しかも、相手をいつまでも責め続けることにもなります。

自分が未熟であること、よそ者であることは変えられません。しかし、考え方を変えることならできます。そのことに私は気づかせてもらいました。

それ以来、考え方に限らず、日々の言動も変えるよう心がけました。学生に対して、「おはよう」と自分から積極的に挨拶する。職員が何かしてくれたら、「ありがとう」と感謝の言葉を述べる。

すると学生たちも気持ちよく挨拶を返してくれるし、職員もこちらに心を開いてくれるようになる。自然と周囲との関係が変わりだし、自分の未熟さやよそ者であることが気にならなくなってきたのです。

今ある自分を変えていく。これも一つの「小さな死」でしょう。「小さな死」を受け入れることで、幸せを呼び込むこともできるのです。

「一期一会の精神」で人とつきあう

私たちが生きるなかで、疎《おろそ》かにしがちなことの一つが、「両手で受け取る精神」ではないでしょうか。ある冊子のなかに「人の命も物も、両手でいただきなさい」という言葉があり、この言葉に私は非常に感銘を受けました。我々は日常生活の忙しさにとりまぎれて、つい「片手で物を渡す」「片手で人様とつきあう」といった心の持ちようになりがちです。

これは人とつきあうとき、つねに「一期《いちご》一会《いちえ》の精神」でいることにも通じると思います。一期一会は、もともと茶道から生まれた言葉で、「その人と出会っている、今この時間は、二度と巡って来ない。だから、今できる最高のもてなしをしよう」といった意味です。

たとえば学生が私に相談に来たときです。この学生にとって、私との出会いは今このときしかありません。だから誠心誠意、その学生のことを考えて相談に応じる。本音を言えば、学生が相談に来るのは、いつも時間があるときとは限りません。ときには、「まだまだ用事が山積みなのに、なぜこんなときに来るのだろう」と思うこともあります。

だからといって、「できるだけ早く相談を切り上げよう」という気持ちでいれば、それは学生に伝わります。学生は「いいかげんにしか話を聞いてもらえなかった」と悲しく思うし、私を信頼することはなくなるでしょう。

相談を受けるからには、「今この時間は、すべてあなたのために使っています」という態度で接する。ほかの用事のことなどに心をとらわれない。そういう気持ちで接することが重要です。

現実には、毎回それが完璧にできるわけではありません。ほんとうにそんなことをすれば、私は時間がいくらあっても足りず、また精神的にも疲れ果ててしまうでしょう。それでも気づいたときにはやる。全身全霊とまではいかなくても、できる限りやる。それだけでずいぶん違ってきます。

つまらないと思う仕事を「意味のある仕事」に

「心を尽くす」ということでは、私が修道院に入ったときに教えられたのが、お皿の並べ方です。修道院では食事の前に、各々の食卓の前にお皿を並べていきます。単調な仕事で面白いはずもなく、入ったばかりの私は、仕事だからと、仕方なくお皿を並べていました。

あるときシスターから、「あなたは何を考えながらお皿を並べていますか」と尋ねられました。「何も考えていません」と答えると、「それではいけません。お皿を並べることで、ここに座る人が幸せになるよう祈りながら置きなさい」と教えられました。

これはお皿を並べることに限った話ではないでしょう。どんな仕事にも、すべて意味を与えながら行うことが大事なのです。

たとえば修道院では、チャペルに一番最初に入った人がカーテンを開けます。冬だと、ガスストーブの火も点《つ》けます。当時の私はシスターたちのなかで、いつも一番最初にチャペルに行っていました。ですからカーテンを開けるのもストーブを点けるのも、いつも私の仕事でした。

シスターのなかには私より若い人もいたので、必ずしも私がしなければならない仕事ではありません。とくに寒い冬の日などは、なぜもっと若いシスターが先に来て、カーテンを開けたりストーブを点けたりしないのかと、怒りを覚えることもありました。あるいは他のシスター同様、私も遅く来て一番に来ないようにしようという誘惑にかられることもありました。

しかし、あるときから考え方を変えました。「このカーテンは家庭の問題で悩んでいる○○さんのために開けよう」「このカーテンは母の冥福のために開けよう」「このカーテンは病気で入院している友人のために開けよう」などと、一つひとつに意味を持たせながら開けることにしたのです。

チャペルには窓が六つあり、全部で一二のカーテンがあります。一二のカーテンにそれぞれ思いを込めて、開けていきました。

すると、早朝に起きてカーテンを開けることが、大切な行為と思えるようになりました。カーテンを開けることで、誰かのために祈ることができた。誰かのために小さな善を行うことができた。やがては「カーテンを開ける仕事は人にはさせない。私がやる」とさえ思うようになりました。

人は怠《なま》けようと思えば、いくらでも怠けることができます。私がカーテンを開けなくても、いずれ誰かが開けてくれます。それでもあえて私がやる。そこに意味を持たせる。するとその行為は、愛情の対象にもなるのです。

このような話を学生にしたところ、一人の学生はアルバイト先で実践することにしたそうです。彼女は苦学生で、学費を稼ぐために、つまらないと思いながらアルバイト先で働いていました。ところが私の話を聞いて、レジでお客さんに品物を渡すとき、笑顔で渡すことを心がけることにしたのです。すると、あるときお客さんから、「あなたの笑顔が見たいから、いつもあなたのいるレジに並ぶようにしている」と声をかけられたと、嬉しそうに語ってくれました。

つまらない仕事と思うのではなく、自分から意味のある仕事にしていく。そうすれば、自分も幸せになれる。幸せにしてもらうのではなく、自分から幸せになるよう働きかけるのです。

世の中に雑用はありません。いい仕事、好きな仕事だから頑張るのではなく、どんな仕事も頑張る。用を雑にせず、どんな仕事もていねいにする。そうすれば自分も幸せになるし、人も幸せになるのです。

同じことは、死についても言える気がします。誰しも「よき死」を遂げられるとは限りません。若くして死を迎える人、この世に未練のある人もいることでしょう。悪いことをしていないのに、なぜ私はこんなにも早く死ななければならないのかと、死の理不尽さに嘆き苦しむ人もいるでしょう。

では、苦しみのない死が「よき死」と言えるでしょうか。苦しんだがゆえ、一生の罪が許され、清められると考えることもできます。そう考えれば、その苦しみは無意味にはなりません。あるいは自分が早死にすることで短くなった命が、他の人に継ぎ足されるかもしれない。

私は死を受け止めるから、愛する人に命を継ぎ足してください。そんな気持ちで死を受け止めれば、死や苦しみにも意味が生まれると思うのです。

「美しい人」になるための合い言葉、「面倒だから、しよう」

私はよく学生たちに、「きれいになるのにはお金が要る。でも美しくなるのはお金ではできない」と言っています。外見をきれいにするには化粧をしたり、場合によっては美容整形を施《ほどこ》せば実現可能でしょう。しかし、美しい人になるには、外見をきれいにするだけでなく、内面も磨かなくてはなりません。

そのために学生たちと使っている合い言葉が、「面倒だから、しよう」です。ふつう「面倒」と言うと、「面倒だから、やめよう」「面倒だから、後回しにしよう」となります。それをあえて「面倒だから、しよう」とする。

たとえば挨拶をするとき、いちいち立ち止まり、足を揃えてお辞儀をするのは面倒なものです。だからこそ、きちんと立ち止まって、足を揃えてお辞儀をする。あるいは洗面所を使った後、洗面台が汚れていたら、面倒だと思っても、次の人のためにきれいにしておく。

なぜ面倒なことを、わざわざやるのか。「面倒だから、やめよう」では、当たり前の人にしかなれません。今の若者は目立つことが好きです。目立ちたいから髪の毛の色を染めたり、おかしな格好をしたりします。でもほんとうに目立ちたいなら、人のしないことをやったほうがいい。そう言うと、学生たちも納得して聞いています。

お辞儀をきちんとする。お年寄りが車内で立っていたら、席を譲る。見る人は見ていますから、「この人は違う」と思ってくれます。就職活動でも、面接会場できちんと足を揃えてお辞儀ができれば、それだけで目立つ存在になれます。

思い通りにならない物事に直面したとき、自分自身に向き合い、相手の立場を慮《おもんぱか》って行動する。腹立たしい人と出会ったとき、怒りたい気持ちをグッとこらえて、にっこりほほえむ。相手が失礼な態度を取ったからといって、それに振り回されたのでは、相手のレベルまで自分を落とすことになります。

私は私、相手は相手。私が私であるために、プライドを保つためには腹を立てないことです。相手にも事情があったかもしれない、もしかしたら私も同じようなことをしているかもしれないと考え、自分を抑える。美しい人になるには、他人ではなく自らと戦わなければなりません。

私が「美しい」と思う一人が、マザー・テレサです。初めてお会いしたときの印象は、美しいというより、「厳しい表情の方」というものでした。そこには私たちには計り知れないほど、数多くの悲惨な人びとの生と死を見続けてきたゆえの厳しさがあったのだと思います。

ところがひとたびお笑いになると、何とも言えない素晴らしい笑顔になるのです。マザーは、いわゆる「きれいな人」ではありませんでしたが、美しい笑顔の持ち主でした。

マザーはともに働くシスターたちが貧しい人たちに温かいスープを配りに行くと、帰って来たシスターたちに必ず、「その人たちにほほえみかけること、ちょっとした優しい言葉をかけることを忘れなかったでしょうね」と尋ねたそうです。

同じ「スープを配る」という作業でも、ほほえみを添えることでスープを受け取る人は、哀れみの対象ではなく、ほほえまれるに値する尊厳を持った一人の人間になります。マザーはそのことをよくご存じだったのです。

「小さな死」を積み重ね、感謝して生きる

ていねいに生きるということは、毎日の暮らしのなかに、ささやかな幸せを見つけるということでもあります。しかし、人間とは現金なもので、大きな幸せは強く記憶に残りますが、日常のなかにある小さな幸せは、どんどん忘れ去ってしまいます。

そこで、私自身が実践しているのは、毎晩寝る前に、その日経験したささやかな幸せに「神様ありがとうございました」と感謝することです。それも一つでなく、三つ探すのです。

簡単に三つ探せる日もあれば、一つしか浮かばない日もあります。その一つさえ、なかなか浮かばない日もあります。それでも何とかして三つ探します。

感謝する出来事は、どんなことでもいいのです。人の笑顔に出会えたこと、ちょっとしたほめ言葉をいただいたこと、面白い本を見つけたこと……。自分が嬉しい気持ちになったり、満足したことに対して、「神様ありがとうございました」と感謝するのです。

同じことの繰り返しと思える日常生活のなかでも、感謝できることはたくさんあります。喉が渇いたときに飲んだコップ一杯の水のおいしさ、ほしかったものを一〇〇円ショップで見つけたときの嬉しさ、ほんの少しの感動を感謝の気持ちに変えればいいのです。

かつて『世界がもし100人の村だったら』（著・池田香代子、マガジンハウス）という本がはやったことがありました。世界を一〇〇人が住む一つの村にたとえ、さまざまな統計に基づくデータをその村に当てはめて考えてみたものです。

それによると高等教育を受けられる人は、一〇〇人に一人しかいないそうです。つまり一〇〇人のうち九九人は高等教育が受けられないのです。「だからあなたたちは、大学に行けない九九人に対して責任を負っているのよ」と、私はよく学生に話します。「『大学に行ってやる』というつもりでいるのなら、両親に対して申し訳ないと思いなさい。そう思うぐらいなら大学を辞めなさい」とも言います。

同じことは、ほかのものについても言えます。電気が使えること、食べものに困らないこと、安全な水が飲めること。これらができるだけで、我々は恵まれた環境にいるのです。

世界に目を向けずとも、東日本大震災で被災し、今なお不自由な暮らしを強《し》いられている方々を思い出してみてください。私たちがお風呂に入ることができるのも、家族の元気な顔を見ることができるのも、ありがたい幸せではないでしょうか。また、今日一日生かしていただいたことにも、感謝することができるはずです。

考え方を変えれば、非常につらい出来事、悲しい出来事さえ感謝の対象になります。オーストリアの精神科医ヴィクター・フランクルは、最愛の妻に先立たれた中年男性にこんなことを言ったそうです。

「そこまで奥さんの死を悲しむあなたの姿を見ていると、実に痛ましい。いっそのこと、あなたのほうが奥さんより先に死んでいたらよかったですね」

言われた男性は、フランクルに反論しました。

「とんでもない。愛する妻に今私が味わっているような苦しみを味わわせることなどできません」

そこで、フランクルは言いました。

「ではあなたの今の苦しみは、奥さんがそれを味わわないためのものではありませんか」

そう言われて、男性の表情は明るくなりました。

「そうでした。私は今、妻の代わりに苦しんでいるのですね」

配偶者の死という、この世で最もつらいと思われる出来事でさえ見方を変えることで、「この苦しみを相手が味わわなくてよかった」と思うことができるのです。

妬《ねた》みやそねみ、他人を責める気持ちを抑えて「小さな死」を積み重ねながら、日々の暮らしに意味を見出して、ていねいに生きる。それこそ、自分にしかつくることのできない「私の人生を築く」ということではないでしょうか。

そして「小さな死」は、いずれ来る「大きな死」、すなわちほんとうの死を迎えるためのリハーサルになるようにも思います。「小さな死」を日々繰り返すなかで、ほんとうの死を受け入れる心の準備ができるようにも思うのです。

死という制限があるからこそ、限られた人生で自分は何をすべきか、何を大切にして生きるかを考えられるのです。

そうやって、人生のなかで大切なものを考えるという行為こそ、死を考えながら生きるということではないでしょうか。

死ぬとき人は何を思うのか？

大津秀一

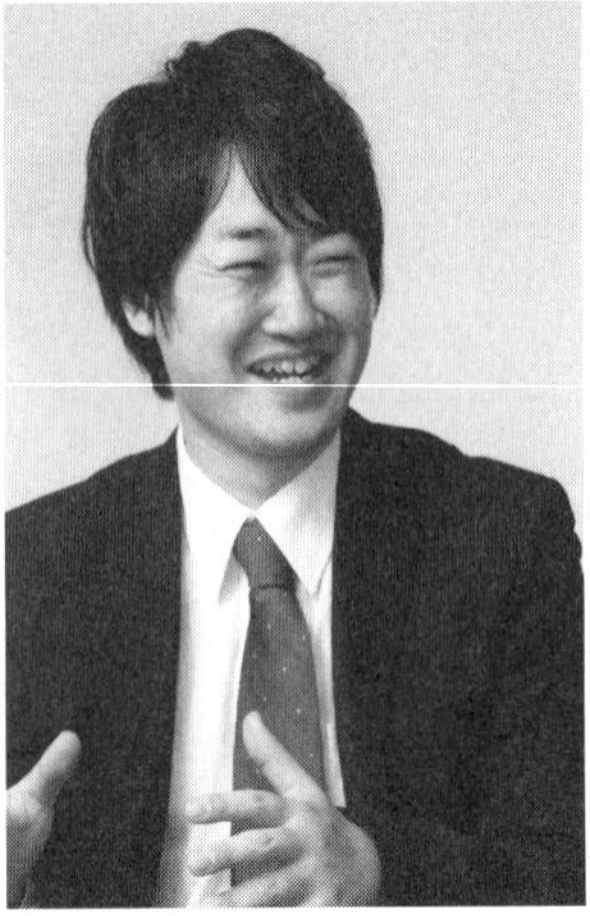

大津 秀一（おおつ・しゅういち）

1976年生まれ。岐阜大学医学部卒業。日本最年少のホスピス医（当時）の一人として日本バプテスト病院ホスピスに勤務後、入院設備のある往診クリニック（在宅療養支援診療所）に勤務し、がん患者・非がん患者を問わない終末期医療を実践。2010年６月から東邦大学医療センター大森病院緩和ケアセンターに所属し、緩和ケアチームを運営している。著書に『死ぬときに後悔すること25』（致知出版社）、『「いい人生だった」と言える10の習慣』（青春出版社）、『傾聴力』（大和書房）、『どんな病気でも後悔しない死に方』（KADOKAWA）などがある。

死を受け止めるまで心はどう動くのか

私は緩和医療医として、自らの死に直面した人々が、とまどい、ときに抗《あらが》いながら死と向き合う光景を幾度となく目にしてきた。死を目の前にしたときの反応は人によってさまざまだが、死を受け止めるまでの過程は似通っている部分が少なくない。

アメリカの精神科医エリザベス・キューブラー・ロスは、人が死を受け入れるまでの心の状態の変遷を、「否認↓怒り↓取引↓抑うつ↓受容」という五つの段階で表した。

医者から死に至る病《やまい》を告げられたときに「まさか自分に限ってそんなはずはない」と認められず、拒絶するのが「否認」だ。重い現実をすぐには受け止められない状態である。

次に、死への不安や恐怖から、「なぜ自分だけが死ななければならないのか」と「怒り」が湧いてくる。家族や医療スタッフに当たり散らす人もいれば、自分の胸の底に沈めながらもイライラを隠せない人もいる。神仏に祈ったり、別の医療者に診てもらったり、代替医療にのめり込むのが、「取引」である。なんとか死から逃れる方法はないものかと、ワラにもすがる思いで別の道を探るのだ。

結局何をしてもダメだとあきらめて絶望し、「抑うつ」の状態を迎える。実際、少なからぬ末期がん患者が抑うつになり、心の活気を失う時間を経験するともされる。

そして、死を受け入れる「受容」の状態がやって来る。現実を受け止め、どうにもならないことを認めるようになるのである。

残された時間を有意義にしようと思う人は後悔が少ない

多くの末期がん患者は、「否認」から「受容」までさまざまな段階を取りうるが、最後の受容には二通りあると、私は考えている。肯定的に現状を受け入れようとする「積極的受容」と、あきらめの境地で受け入れる「消極的受容」である。

多くの人はあきらめ、悲しみながら消極的受容に至る。が、なかにはこれまで生きてきたことに幸せを感じ、残された時間を楽しく、有意義に過ごそうとする積極的受容に至る人もいる。そういう人の表情は穏やかで、後悔を感じることも少ないようだ。また積極的受容に至った人の部屋は、それまでとは雰囲気ががらりと変わる。入ったとたん、部屋が明るくなったような印象を受けるのだ。

五十代の末期がん患者Tさんは、まさしく積極的受容に達した人だった。すでに彼女の子宮がんは全身に転移しており、手の施しようのない状態だった。

そんな状態なのに、彼女は明るく、我々医療スタッフばかりか他の患者さんをつねに気遣っていた。時折、病棟のキッチンで料理をつくり、周りの人にふるまった。「おいしいね」と言うと、ほんとうに嬉しそうな笑顔を返してくれた。その笑顔がいつしか他の患者さんやご家族にも慕われるようになった。

彼女が亡くなったとき、彼女を取り巻く輪はひときわ大きかった。すべての医療スタッフ、患者さんやそのご家族までもが、彼女のご遺体を囲み、最後の別れを惜しんだ。

誰を恨むでもなく、淡々とあるがままに生き、一日一日を大切にしていた彼女が死の間際につくり上げた美しい刺繍が、額縁に収められホスピス病棟の入り口を飾っている。

末期がんでも口ぐせは「幸せ」

緩和医療医として最初に勤めた京都の日本バプテスト病院で出会ったOさんも、積極的受容に至った人だった。Oさんは八十代の女性で、胃がんの末期だった。すでにほとんど寝たきり同然の状態だったが、回診の際に私が具合を尋ねると、いつも「大丈夫です。なんともないです」と答えた後、「幸せ、……幸せ」と目を細めて笑った。

Oさんの「幸せ、……幸せ」は私だけでなく病棟の皆に向けられ、我々は皆、この「幸せ、……幸せ」のファンになった。ときに手を重ねて、感謝の意を表されることもあった。彼女のささやくような声や姿からは、ある種の宗教的厳《おごそ》かささえ感じた。終末期患者の多い病棟という精神的ストレスの少なくない職場で、多くのスタッフは彼女から大きな癒しを受けていた。

あるとき息子さんに、「幸せ、……幸せ」が昔からの口ぐせなのか尋ねると、息子さんは記憶にないようで、よく口にするようになったのは最近ではないかと答えた。つらい病気を抱えながら「幸せ」と言う人には、我々もとくに「もっと世話を焼きたい」と思うものである。最初はぽつんと一人だった彼女の部屋は、徐々に訪れる見舞い客が増えていった。

病状が進行し、いよいよ全身衰弱が露《あらわ》になっても、とくに苦しそうな素振りを見せず、起きているときはやはり「幸せ」を口にした。臨終の際、皆が呼びかけたときも、もはや意識がないにもかかわらず、あたかも「幸せ」と言っているように感じた。

お別れの会のとき、スタッフからもOさんの「幸せ、……幸せ」に感謝する声がたくさん聞かれた。彼女の口ぐせは、いつしか皆に伝播《でんぱ》し、彼女の周囲をよい方向へ導いた。彼女の口ぐせが「つらい、……つらい」だったら、こんな状況は生まれなかっただろう。末期がんであっても、「幸せ」と口にする。そうすることで彼女は自分を幸せにし、ひいては周囲の人間まで幸せにしたのだ。

最愛の人に遺した「ありがとう」のひと言

最初は消極的受容だった人が、何かをきっかけに積極的受容に至ることもある。大腸がんが進行していたIさんがそうであった。大学教授だったIさんは、少々偏屈で頑固な患者さんだった。治療を拒否し、我々医療スタッフには食ってかかる。コミュニケーションをとるにも一苦労という状態だった。

事態が変化したのは、郷里の家族に連絡をとったことがきっかけだ。それまで家族への連絡を頑《かたくな》に拒んでいたIさんだが、病気が進行し、体力がめっきり衰えてきたので、思い切って郷里の実家に連絡したのである。知らせを受けた彼の実兄が飛んで来た。

すると、尊大に振る舞っていたIさんは実兄の前では猫を被ったように大人しくなった。聞けば、昔からお兄さんには頭が上がらなかったらしい。

しばらくは小康状態を保っていたIさんだったが、再び衰弱が進行してくると、またお兄さんがやって来た。二人はしばらく病室で語り合っていた。Iさんが息を引き取ったのは、それから数時間後のことである。

「あの頑固者がね、『ありがとう』と言ってくれたんですよ」と、お兄さんが後でそう私に教えてくれた。

「嬉しかったですよ。昔の話をいっぱいして、最後に感謝までされて」

そう言って、お兄さんは目頭を押さえた。

ほんとうは優しかったのに、なかなか素直になることができなかったIさん。「ありがとう」は、後悔のない最期のために必要な言葉だったのだ。Iさんの顔はとても満足気で、安らかだった。

末期がんになって初めて優しさの大切さに気づく

死期を悟ることで、それまでとは違う自分に変わる人もいる。「私は優しさが足りなかった」と言っていたMさんは、まさにそんな人だった。

「成功するために人の足も引っ張ったし、たくさんの人を犠牲にしてきた。すべては自分のためだった。僕に関わった人は不幸せだったろう」

そう言ってMさんは自分を責めた。

だが、私から見たMさんは、そんな人ではなかった。

「でも、私たちはMさんと会えて不幸せではありませんよ」

私がそう言うと、Mさんは真剣な顔で反論した。

「それは……今は心持ちが変わったから。先生は昔の僕を知らないからそう思えるんです」

「なるほど。でも、気づいたならよかったんじゃないでしょうか。私はMさんと会えてよかったと思っていますよ。Mさんは優しくて心配りしてくれる人だって、みんな言っています」

事実、Mさんは我々スタッフ一人ひとりの名前を覚え、いつもお礼を言い、細かな気を遣うような人だった。

「それは人に優しくすると自分の得になるからで、他人のためじゃない」

なおも反論するMさんだったが、その言葉は明らかに違う気がした。つくりものの優しさは、終末期医療に携《たずさ》わる者なら誰でもわかる。

おそらくMさんは、終末期にさしかかって改めてこの大切なことに気づいたのだ。それに気づいたMさんは幸せなのではないか。Mさんの頬を涙がつたった。

人は皆本来、聖性を有していると私は思っている。ただ仕事に勤《いそ》しみ、日々の生活に追われるなか、それが隠れてしまうこともある。死期を悟ることで、それまでの猛々《たけだけ》しさが消え、本来持っていた聖性が姿を現す人もいる。最後に優しさの大切さに気づくことができたMさんもその一人で、幸せにたどり着いて逝《い》かれた。

最期まで闘うか、死を受け入れるかという決断

残念ながら、私たちは死を避けて通ることはできない。そして、何一つ思い残すことなく死んでいける人もいないだろう。人は不完全な存在ゆえ、それは仕方がない。けれど、後悔を少しでも減らして心穏やかに逝く人もいる。先に紹介した四人は、まさにそうした人たちである。彼らは、なぜ心穏やかに最期のときを迎えることができたのか。

まず大事なのは「決断」をすることである。

病気と闘う気持ちがあったほうが、あきらめてしまうより経過がいいという報告もある。しかし、私の経験から言うと病気がかなり進行した場合は、必ずしもそうではない。抗がん剤が効かず、一方でだいぶ弱った段階になったら、思い切って抗がん剤治療をやめたほうが寿命を延ばすことがままあるのだ。

一部は、体が非常に弱って命を縮めかねない状況でも、抗がん剤治療を最期まで選択する傾向にある。他方でほどよい時期まで治療を受け、適時に治療を終えて残りの時間を充実させようとする人もいる。もちろん適時に抗がん剤治療を終えるほうが、より長く「生の時間」を持てる傾向にある。

生きる可能性に賭け、最期まで徹底的に闘おうとする気持ちは理解できる。闘い、そして華々しく散ることに惹《ひ》かれる人もいるのかもしれない。家族のためにも、そう簡単に死ねないという思いもあるだろう。人によっては、それまで仕事三昧《ざんまい》の日々を送ってきたため、ほんとうにやりたいことが、できぬまま重い病気にかかってしまって、まだ生きてしたいことがあるのだが……という、切実な思いを抱いていることもあるだろう。

抗がん剤治療を終末期になっても受けている人に、「やっても根治はしないでしょう」「やらないという選択肢もあるのではないでしょうか」と努めて感情に配慮しながら伝えると、「希望を奪うのですか?」と反論されることもある。

しかし終末期に入った人の場合、ほかに考えるべき「希望」があるのではないだろうか。「闘うことをやめる」と「無気力になる」「投げやりになる」は、イコールではない。治療終了を受け止め、一方でよりよき時間を過ごすという希望はある。

闘いに終始した末に死を迎えると、残された家族の負担やショックは大きい。それよりも、やりたいこと、やるべきことを成し、また家族と最後の時間を一緒に過ごすことを大切に考えたほうがよいように私は思う。

その時間が残された人の支えになるばかりでなく、自分の心を救うことになるからである。

若くして死に直面した人は、多くの場合、闘い続けようとする。三十代で末期の胃がんだった男性もそうだった。

彼は自分の死が迫っていることを考えたがらず、妻にもう少し家族と過ごす時間を大切にしてほしいと言われても、とにかく「僕は死なない」の一点張りだった。インターネットで抗がん剤の種類や投与量まで調べて治療のレジュメをつくり、この通りに治療するように医者に求めた。

一方で不安や恐怖から精神的に追い詰められていたのだろう、幼い息子が近寄ると、「そばに来るな」と怒鳴り散らす。家族の精神的な負担も相当なものだったと思う。彼の衰弱はひどく、ほどなく亡くなったが、彼が息を引き取る間際、奥さんが何度も「子どもに何も言わずに死んじゃうの？」と呼びかけていた姿が、今でも脳裏に焼きついている。

彼がもう少し現実に目を向けることができたなら、子どもに手紙やビデオレターを遺すこともできただろう。私としても、もう少しやれることがあったのではないかと悔いが残っている。

死期を延ばすのは残りの人生を楽しみたいタイプ

前述の彼と対照的なのが、Kさんだった。Kさんも四十代前半という若さで腎臓がんを発症、全身に転移し、私は余命二、三カ月と診断していた。

残された時間は少なかったが、Kさんには悲壮感も絶望もなかった。彼の病室には見舞い客の笑顔の写真が壁一面に貼ってあり、愉快な話を聞きに多くの人が彼の部屋に集まってきた。パソコンが得意で、自分のホームページで闘病中であることを発信し、ネット仲間がお見舞いに来ることもしばしばだった。

とにかく人を笑わせることが好きで、病棟でときどき開かれる音楽会では、カエルのかぶりものをかぶったり、コスプレを披露したりして、患者さんや職員から大きな喝采と笑いを勝ち得ていた。

そんなKさんはがんに対する治療はしていなかったにもかかわらず、なんと一年半も生き続けたのである。余命二、三カ月という予測をしていた私にとっては驚きであった。

余命予測を大幅に超えて生き続けた例は他にもあるが、私の見るところ、死期が遅くなるのは、自分が病だと知っていても、ことさらそのことを意識しないタイプであるように見受けられる。

一方で彼らは、残り少ない人生なら存分に楽しみたいと、治療以外にきちんと準備もしている。

Kさんもがんが進行し、体が思うように動かなくなってもホームページに闘病の様子を記し、遠方から親しい友が来たときは力を振り絞って応対していた。そういうタイプの人が命を延ばすのだと感じる。

終末期になってもできることはある

末期がんだからといって、以後の人生に何の楽しみも喜びもないわけではない。末期がんになってから新たな喜びを見出し、最期まで充実した人生を送る人もいる。

京都で出会った八十代の男性Uさんは、まさにそういうタイプだった。Uさんは東京帝国大学経済学部の出身で、学習意欲が極めて旺盛だった。幅広い分野の書物を熟読し、哲学書や宗教書、古典や漢詩の一節を病室で朗々と読み上げたりもしていた。

Uさんの仕事は着物の制作で、アメリカで着物ショーが開かれるほど、彼の着物は評判が高かった。Uさんが着物制作を始めたのは、文化でアメリカに勝つためだったという。日本は戦争でアメリカに敗れた。だが文化では負けないことを示すため、着物の世界でアメリカに勝ち、ひいては世界一になることを目指したのだ。

独自の工房をつくり、京都の伝統に基づく美しい着物づくりを行いつつ、経済学で学んだことを生かして効果的な宣伝や売り方を考えていった。結果、彼の工房はぐんぐん隆盛し、アメリカでショーを開くまでになったのだ。

そんなUさんが肺がんに侵され、五十年以上続けてきた着物制作の現場から離れ、緩和ケア病棟に入院することになった。Uさんの目には、私たち緩和ケア病棟で働くスタッフたちの仕事は非常に不思議なものに映ったという。

彼が言うには次の通りである。治る見込みのない末期がん患者ばかりをみる緩和ケア病棟は、経済効率から最も離れたところに重きを置いている。経済効率を考えれば、治る人間に経済を集中させ、治らない人間からは経済を引き上げたほうがいい。ところが緩和ケア病棟のスタッフは、そんな目で患者を見ていない。だから驚いたという。彼の言葉で言う「もはや役に立たない人間」に総力と死力を尽くして医療・看護をする。そのことが不思議でならなかったらしい。

Uさんの言葉は、私たちにとっても刺激的だった。たしかに病院が経済行為である限り、経済観念という発想も大事である。そういう意識が私たちには薄すぎる点があるかもしれない。なるほどと思った。UさんはUさんで、経済効果とは無縁に理念を追求する世界があることを発見できた。

やがてUさんは緩和ケア病棟の医師、看護師、病院付き牧師、ボランティアなど、さまざまなスタッフと議論するようになった。そこから得た成果は大きかったようで、彼はいつも話し合いから得た成果を私たちに披露してくれた。日本の医療や医療者が抱える思い、医療者それぞれが考える死生観・宗教観・哲学を理解し、彼の人生観に新たな肉付けをしていった。

彼の話を聞くことは私たちの楽しみでもあり、彼の話を聞くことでいつしか私たちの悩みも失せ、私たちが癒されていた。彼との話を契機に、生と死についてさらに考えるようにもなった。

看護学生の一年生が一日実習に来たときは、彼女たちの看護ぶりに感動し、「将来の医療を担《にな》うのは、彼女らのような慈愛の気持ちにあふれた看護師たちだ」と言い、「ホスピスの三宝は医師、薬、看護師、なかでもかなめは看護師」と喝破した。

「先生の十年後が見たいな。そしてホスピスのスタッフたち、看護学生たちの未来を僕は楽しみにしている。皆、よろしく頼む」

これがUさんが私に語った最後のまとまった言葉だった。人間という学問を生涯追究し続けた彼にとって、緩和ケア病棟での生活もその延長線上にあったと感じている。

やり残していることを一つひとつ片づけていきたい

「やりたいことをやったほうがいいですよ」

私はしばしば患者さんにそう声をかける。思い残しがないように、残りの時間を自分の思うように使ったほうがいい。やり残したことを一つずつ片づけていけば、準備を整えることができるのである。

一〇〇〇人以上にわたる人の死を見届けるなかで、終末期の患者さんが後悔することには、ある程度共通する事柄があることに気づいた。

なかでも典型的なのが、家族に関する問題である。患者さんのなかには、家族と仲のよい人もいれば、仲の悪い人もいる。家族とは音信不通で、ずっと会っていないという人もいる。どんな関係であれ、終末期になると、家族の問題と直面することになるのは間違いない。

終末期にどのような治療をするのか決めるのも、患者さん本人が意思表示できない場合は家族になる。誰にも連絡したくない、自分の治療方針を家族に決めてほしくないと思う人の場合、家族に代わる代理人を立てなければ、意識が低下した際にまったく望んでいない治療を受けることにもなりかねない。

たとえば絶対に避けたいと考えている人工呼吸器をつけられるかもしれない。それを避けるには、体力のあるうちから有事の際の代理人を決め（もちろん家族の誰かになることが多いだろう）、その人としっかりと意思疎通しておく必要がある。家族とは普段からよく話し合っておくことが重要だ。

また、家族との意思疎通が大事なのは、治療方法や遺産、あるいは遺骨や墓をどうするかといった問題だけではない。平素から家族に伝えたかったこと、言い残したことがあるなら、手遅れにならないうちに伝えておくことだ。

仲の悪かった家族が、誰かが末期がんになったのをきっかけに仲よくなることもある。家族仲が悪くなる原因がコミュニケーション不足から来ている場合も多い。末期がん患者のもとに家族が集まることで会話が増え、そこから仲直りの糸口が見つかることも少なくない。「二度と会えなくなる」と思えば、普段なら口にできない言葉も口にできるようにもなる。

テレビドラマ等で、ときに末期がんに侵《おか》された夫が息を引き取る寸前、ベッド脇で見守る妻の目を見つめながら、「愛しているよ」と語りかけるシーンがある。妻も「私も」と応じる。今まで言えなかった言葉を口にし、満足した表情で息を引き取る夫。視聴者の感動を呼ぶシーンだが、現実にこんな情景が繰り広げられることはない。

四十歳で末期の胃がんになったYさんという女性もそうだった。Yさんには四十三歳のご主人がいて、結婚四年で子どもがいないこともあってか、若々しい雰囲気のご夫婦だった。Yさんの夫には、Yさんの余命は一カ月程度と告知されていたが、緩和医療が功を奏してYさんは、一見元気に見えた。

妻の元気そうな様子を見たYさんの夫は、まだまだ大丈夫と思ったのだろう、急変の可能性があると告げていたにもかかわらず、一週間の出張に出掛けてしまった。

その出張中にYさんは大量の吐血をし、身の置き所がないように苦しんだ。知らせを聞いたYさんの夫は出張を切り上げて戻ってきたが、すでにYさんは意識の低下を来《きた》し、話はおろか体を揺り動かしても何の反応もない状態だった。

そして数時間後に亡くなったのだ。

「僕は最後に彼女に『ありがとう』って、一言だけでも言いたかったんです。テレビやドラマではよく言ってるじゃないですか」

震える声でYさんは言った。「なんで僕にだけ、そんな機会が訪れなかったのか」と嘆いていた。残念で悲しいが、このようなことは彼に限った話ではない。テレビドラマの臨終シーンこそが虚構なのだ、ということをよく覚えておいたほうがよいだろう。

余命二、三週間で一〇〇〇キロ離れた故郷に墓参り

間もなく自分は死ぬ。そう自覚したとき、過去を振り返る人は多い。これが過去を他人に語るライフレビューという行為となって現れることがある。

それがきっかけになって、「故郷に帰りたい」「両親や先祖の墓にお参りしたい」と考える人もいる。驚くことに末期がんで余命二、三週間と診断され、すでにまともな歩行も困難だったにもかかわらず、飛行機に乗って一〇〇〇キロ以上も離れた故郷に戻り、墓参りをした七十代の女性もいた。

故郷で両親の墓に手を合わせた彼女は、故郷に住む兄弟たちとも忌憚《きたん》なく話し、故郷にきっぱりと別れを告げ、再び一〇〇〇キロ以上離れた病院に戻ってきた。彼女の体力を考えると、奇跡とも言える旅だったが、さらに驚くことに彼女はその後、一年

近くも生き続けた。

　彼女に奇跡が起きた主因は定かではない。だが「何としても両親の墓参りをしたい」という強い衝動のもと、遠く離れた故郷に戻り、今は亡き両親の前で手を合わせたことは、彼女の体に力強い命の息吹を与える一因になったはずである。

「最期を故郷の鳥取で」と希望した女性もいた。とは言え、緩和医療を行う病院は少ない。余命数週間と診断された彼女を即座に受け入れてくれる鳥取県の病院はなかなか見つからなかった。受け入れるにしても数週間先の話で、これでは間に合わない可能性もある。

　幸い、昔のつてをたどって有名な診療所に問い合わせたところ、院長が即断で彼女の入院を認めてくれた。翌日には転院となり、彼女は笑顔で手を振って故郷へと帰っていった。

　のちに診療所の看護師から聞いたところによると、彼女の鳥取での生活は幸せなものだったという。たくさんの家族が彼女を出迎え、彼女の周囲には死の瞬間まで笑顔が絶えなかった。しかも彼女が鳥取で過ごした時間は、余命数週間という当初の予測をはるかに凌《しの》ぐものだった。故郷に帰り、強固な家族のきずなを取り戻したことが、彼女の生きる力を引き出したのではないだろうか。

これらのエピソードから感じるのが、故郷に帰ることや墓参りすることは、ときに人に力を与えるということだ。故郷に帰りたいがしばらく行っていない、長らく参っていないお墓が気になるという人は、死期が迫って移動が困難になる前に、早めに計画・実行したほうがいい。

行きたいところに行き、食べたいものを食べる

もう一つ、死期を目前にした人が多く感じる後悔に、「あそこに行っておけばよかった」というものがある。旅行である。旅行なんて行きたければ行けばいいと思うかもしれないが、病《や》んでからの旅行は簡単なものではない。終末期となれば、なおさら

である。

体力的な問題はもちろん、場所によっては飛行機に乗るため、さまざまな書類や手続きが必要になることもある。とくに海外の場合、痛み止めである医療用麻薬を持っていくためには、麻薬持ち込みに対する許可を得なければならない。海外で調子を崩したときに備え、英文あるいは現地語で書かれた紹介状が必要になることもある。

国内旅行でも場合によっては手続きが必要になる。食道がんの末期で、頻繁《ひんぱん》に吐血している患者さんが飛行機で旅行した際には、航空会社から書類が届いた。急変したときなどに備え、「このようなときは酸素を何リットル使用する」といった指示を事細かく記すのである。

急変する恐れのある患者さんの外出を禁じる病院もある。誤嚥《ごえん》防止のため、外出しても食事を禁止する場合もある。旅行できたとしても、行くだけで体力を使い果たし、旅行を楽しむ余裕がなくなることもある。

余命二、三カ月と思われながら、どうしてもハワイに行きたいと言い、実行した八十代の男性がいた。彼の熱意にうたれた私は、娘さんも「ぜひ父の夢を叶えたい」と同意したこともあり、旅行を許可した。数週間後、彼は行ったときと寸分変わらない様子で病院に戻ってきた。

その後数カ月して亡くなったが、よい思い出ができたと、患者さん自身もご家族も満足していた。旅行の感想を尋ねた私に、寡黙な彼が一瞬はにかんで見せた顔が忘れられない。まだ体力・気力が残っており、家族の了解もあるなら、行きたいところにはどんどん行くべきだろう。

同時に食べたいものがあれば、食べられるうちに食べる。俗っぽい話のようだが、これも終末期が訪れた患者さんが後悔することの一つなのだ。食べたいなら食べればいいじゃないかと思うかもしれないが、そういうものではない。死期が近づくと多くの人は食欲が落ちる。食べようとしても、その気になれないのだ。

患者さんを喜ばせようと、家族がかつて好きだったものを食べさせようとしても、食べる気にならない。家族は「体力をつけるためにも食べなきゃダメ」と叱咤《しった》激励するが、それでも食べられない。そんな哀しい状況にもなりうる。しかも余命が数週間単位になった人に無理やり食べさせたところで、それが寿命を延ばすことにつながることは、ほぼない。

そうであるなら食べたいものがあるうちに、好きなだけ食べておいたほうがいい。逆に食べたくないものを「体のために」と無理して食べる必要もない。

ある患者さんは、「体にいいから」と夫が勧める玄米食に困惑していた。余命数カ月と宣告されている自分が病を克服するためにと、好きでもない玄米を食べることに意味があるのか、というわけだ。このあたり、本人と家族の思いとに乖離《かいり》がないようにすることも大事だ。

以上、終末期の患者さんがやり残したと後悔することをいくつか挙げたが、これらは死に直面しているわけではない私たちにも通じるところがあるように思う。とかく日本人は真面目すぎで、我慢しすぎる。

それはそれで重要なことだが、もっと大切なのは、死ぬときに後悔がないように生きるということではないだろうか。新しい職業に転職したいなら、今すればいい。新しい恋に生きたいなら、今したらいい。世の中に名前を残したいなら、そのために今から行動したらいい……。

誰にも、いつかは終わりが来る。今わの際《きわ》に「ああ、それなりにいい人生だった」と思うためにも、やりたいことを思う存分やっておくべきなのだ。今なら、まだ時間があるはず。「いつやるの？　今でしょう？」。できることは、たくさんある。

家族や知人が末期がんになったらどうするか

最後に、自分ではなく家族や知人が末期がんになったとき、どのような行動をとるべきか、私の考えを述べておきたい。

知人が末期がんだと知ったとき、お見舞いに行くかどうかは悩むところだろう。お見舞いに行って本人や家族の迷惑にならないか、本人は弱った体を見せたくないのではないか、どんな会話をすればいいのかなど、考える点は多い。

とくに本人が重い病状だと知らない場合、不用意な会話から「自分はもう助からないのか」と気づかせてしまったらどうしようという心配もある。

そのような心配をする気持ちはわかるが、私はお見舞いに足を運んでいただきたいと思う。

末期がんでは、いつ容体が急変するかわからない。まだ当分は大丈夫と思っていても、体はどんどん衰弱していく。結局一度もお見舞いに行けず、訃報を聞いて後悔するということにもなりかねない。

そして相手が知人であれ家族であれ、見舞いに行ったらできるだけ相手の話を聴く。今何を苦しみ、悩み、求めているのか。相手の性格やこれまでの関係しだいでは、率直な気持ちは聞けないかもしれない。それでも「自分の気持ちをわかろうとしてくれる人がいる」と知ることは、本人にとって救いになる。

逆に、やみくもに「頑張れ！」と励ましたり、「こうしたほうがいい」などとアドバイスするのは避けたほうがいい。

終末期を迎えた五十代の夫に対し、最後まで叱咤激励する妻がいた。体が衰弱して歩けなくなった夫に、リハビリを強要したりもした。彼女なりに夫を思っての愛情表現だろうが、夫はこれを負担に感じていた。

「励まされるのがこれほどつらいとは……」

妻がいないとき、彼はそんな言葉を口にしてツーッと涙を流したこともあった。彼のつらい気持ちを受け止めようと、私たちは妻の代わりに彼の思いを聴き続けたものだ。

末期がんなど治らない病気において、「死」は決して敗北ではない。それは人生の完結である。そして、充実した終末期をどうやって支えるかをみんなで考えるべきではないだろうか。

死はタブーではない

本人がすでに死期を悟っている場合は、死について語ることさえタブーではないと私は考えている。

正確な病状を知らされていない患者さんは、死期が近づいていることに気づかず、準備ができないまま、その日を迎えることにもなる。患者さんの性格によっては仕方のない面もあるが、準備もなしに旅立つことに悔いはあったのではないかとも感じる。

一方で、死期を悟り、死について話し合う機会を得た患者さんは、皆待ってましたとばかり自らの死について語った。彼らは自分の死期が近づいていることを自覚していた。人は本来、死期を悟る力を持っている。彼らにとって死に関する話題は避けるべき内容でなく、むしろ喜ばれる場合もあることを感じた。

大井玄先生の『終末期医療』（弘文堂）に、明治時代の思想家であり政治家であった山岡鉄舟が、自らの死に際して勝海舟と交わした会話が記されている。末期の胃がんとなり、もはや固形物を受け付けず薬湯と流動食のみで暮らすようになった鉄舟は死期が近づいたことを悟り、死に装束に着替えて死に向かう準備をした。大勢訪れる見舞い客のなかに勝海舟もいて、このとき次のような会話が交わされたという。

「いよいよご臨終と聞き及んだが、ご感懐はいかがかな」

「現世での用事が済んだので、お先に参ることにいたす」

「さようか、ならば心静かに参られよ」

二人には死をタブー視する意識はなく、勝海舟も「ご臨終」という言葉を平気で使った。百余年前の日本には、死の床で死を直截《ちょくせつ》に話し合う場があったのだ。

今一度タブー視された死を引き戻す必要があると思う。死を誰にでも訪れるふつうのこととして、それ以上でもそれ以下でもなく扱う。そうなれば誰もが忌憚なく死についてコミュニケーションでき、ひいては穏やかで納得できる死を迎えることにつながるのではないだろうか。

残念ながら、私たちは死を避けて通ることはできない。
そして、何一つ思い残すことなく死んでいける人もいないだろう。
人は不完全な存在ゆえ、それは仕方がない。
けれど、後悔を少しでも減らして心穏やかに逝く人もいる。

今なら、まだ時間があるはず。
「いつやるの？　今でしょう？」。できることは、たくさんある。

心安らかな「平穏死」を迎えるために

石飛幸三

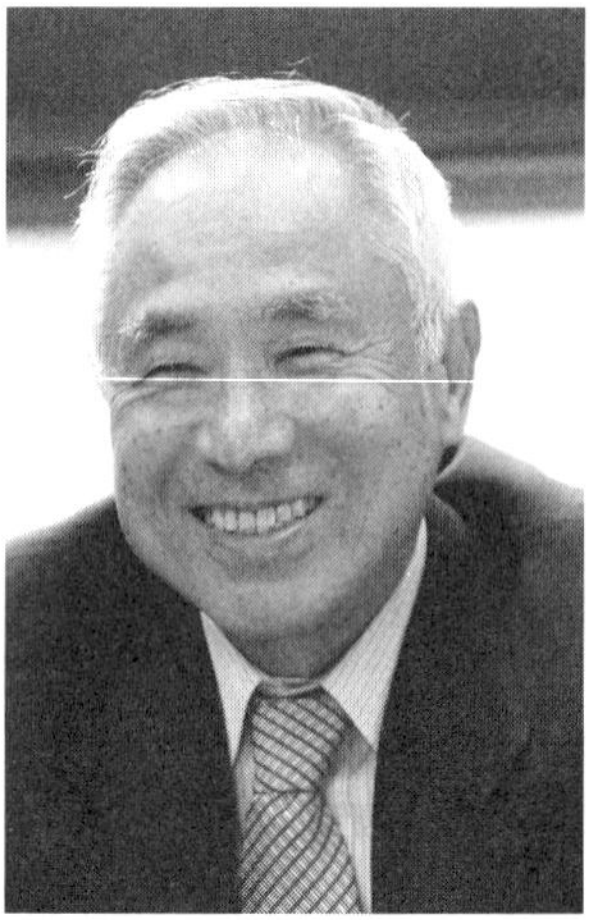

石飛 幸三（いしとび・こうぞう）

1935年生まれ。慶應義塾大学医学部卒業。外科学教室に入局後、ドイツのフェルディナント・ザウアーブルッフ記念病院で血管外科医として勤務後、東京都済生会中央病院勤務。30年にわたって頸動脈内膜剝離術など血管外科の発展に寄与する一方、慶應義塾大学医学部兼任講師として血管外傷を講義。東京都済生会中央病院副院長を経て、2005年12月より特別養護老人ホーム・芦花ホーム常勤医。著書に、『家族と迎える「平穏死」』（廣済堂出版）、『「平穏死」のすすめ』（講談社文庫）他多数ある。

延命治療の限界、生かされている老人たち

血管外科医として四十年以上医療現場の最前線に立っていた私が、特別養護老人ホームの常勤の専属医になったのは平成十七年のことです。

それまでの私は外科医としてたくさんの手術を執刀し、多くの医者同様、目の前の疾病を取り去ることが医者の務めであり、一日でも長く生き延びることがいいことだと考えていました。

しかし、社会の高齢化に伴い、いずれ誰にも訪れる老衰を思うとき、改めて医療のあり方、患者さんにとって何が大切なのかを自らに問いかけるようになり、延命至上主義の医学へ疑問を抱くようになりました。そんな折、東京都世田谷区の特別養護老人ホーム「芦花ホーム」の専属医にならないかという話があり、思い切って転身した

のです。

初めて芦花ホームを訪れたときの衝撃を今でも鮮明に覚えています。ホーム入所者は約一〇〇名いて、その中の一六名の方が胃瘻《いろう》（お腹に開けた穴から胃に向けて管を通したもの）や経鼻胃管（鼻の孔を通して胃の中に入れられた管）から経管栄養を受けてベッドに横たわっていました。

誤解を恐れず正直に申し上げれば、人間こうまでして生きなければならないのか、というやるせない思いで胸がいっぱいになりました。

ご家族にしてみれば、一日でも長く生きてほしいという思いをお持ちでしょうが、多くの方は意識もなく、寝返り一つ打つことができません。当然喋ることもできず、自らの意思とは無関係に一日三回、宇宙食のような液体を胃に直接注入されます。まさに、ベッドの上で「生かされている」状態で、私にはこの人たちが苦行を強いられているようにしか見えなかったのです。

ホームに入所しているお年寄りの九割は、程度の差はあれ認知症です。

認知症の人は、決して何もわからないわけではありません。たしかに自分が現在置かれている状況を十分に把握しているとは言えませんが、それでも長い人生のなかでさまざまな苦労をして十分生きてきたという誇りを持ち、他人に下のお世話をしてもらうことに抵抗や葛藤を抱く人も少なくありません。情緒的な感覚は残っているので、自分の生きざまについての感覚は、我々が思う以上に研ぎ澄まされているようにも見えます。

たとえば、リウマチで手足が不自由な八十歳代の女性は、回診に来た私によく、「以前入院した病院で乱暴な扱いをされたため歩けなくなった」といった不満をぶつけていました。それについて裁判を起こしているとも言っていましたが、調べてみると事実無根でした。

あるときふと思い立ち、私が撮影した花の写真を額縁に入れて、彼女の部屋に飾りました。彼女は「お代を払う」と言いましたが、「趣味でやっていることですから」と断りました。季節が変わるとまた別の花を飾り、そのときも「お代を払う」「けっこうです」というやりとりがあり、そんなことを二、三回繰り返すうち、以前入院した病院への不満を口にしたり、裁判の話をすることはなくなりました。

また、挨拶の終わりに必ず「今日はいい天気ね」と言う女性がいます。どんな天気でも「いい天気ね」で、私も「そうですね」と答えます。かつて花柳界で働いていたそうで、回診のたびに私に逢い引きを迫ります。ただ約束をするだけですが、それがもとで問題が起きたことは一度もありません。

このような冗談を言いながら認知症の方とつきあうのは、ときにこちらが慰められているようにも感じます。不思議と幸せな気持ちになるのです。

そんな方々に、ただ長生きさせたいという理由から、胃瘻や経鼻胃管をするのは正しいのでしょうか。

口から食べられなくなったら、どうするか？

これは高齢者医療の大きな問題点の一つです。端的に言えば、老衰が進んで「口から食べられなくなったとき、どうするか?」という問題です。

老衰の果てに認知症の人は中枢神経の障害により、口から食べた物を飲み込む機能が低下しています。無理に食べさせようとすると誤って気管に食べ物が入り、肺炎を起こします。これを誤嚥性肺炎と言います。

生きるためには、食べなければなりません。しかもホームの入所者にとって、最大の楽しみは食べることです。その食べるという行為が、お年寄りの命取りになるという逆説が生じるのです。

そこにはホーム側の事情もあります。飲み込む機能が低下している、すなわち嚥下《えんげ》障害のある人に食事をしてもらうには、少しずつ口の中へ食べ物を入れる必要があります。このとき喉の奥に食べ物が残っていないか、次の一口を入れてもよいか慎重に見極めなければなりません。液体だと気管に入りやすいので、片栗粉でとろみをつけて飲み込みやすくしたり、ゼリー状にするといった工夫も必要になります。

とはいえ、一人ひとりの食事にかけられる時間は限られています。一人に費やす摂食介助は平均二十分以内にしないと他の業務に支障を与えると言われています。介助の最中に隣りのお年寄りがトイレに行きたいと言い出すこともあります。そうした慌《あわただ》しい時間のなか、まだ口の中に食べ物が残っているのに、次の食べ物を口の中に入れてしまうことがあります。これが誤嚥性肺炎につながるのです。

誤嚥性肺炎自体は、病院に入院して抗生剤や強心剤を使うことで治ります。とは言え、飲み込む機能の低下自体は治りません。口から食べるとまた誤嚥し、肺炎ということになるので、病院としては胃瘻や経鼻胃管を勧めることになります。

意識がしっかりした人なら、「そこまでして生きたくない。私は寿命なので、もうけっこうです」と言うことができるでしょう。ところが認知症の人は、そうは言えません。一方、家族のほうも、生き続けられる方法があるのに、「けっこうです」とはなかなか言えません。そこで医者に勧められるまま、胃瘻や経鼻胃管をつけることを承諾するようになるのです。

では、胃瘻や経鼻胃管で栄養を流し込めば問題解決かというと、そうはなりません。これらは別の問題を誘発することになります。通常、食道と胃の接合部には逆流を防ぐ機能があります。ところが高齢者ではその機能が低下していることが多く、胃に入った食べ物が食道に逆流することがあります。経鼻胃管では、この逆流が起こりやすく、そこから肺炎を起こしやすいのです。これを慢性誤嚥性肺炎と言います。肺炎を防ぐための装置が、別の肺炎を引き起こす原因をつくっているのです。

さらに言えば、胃瘻や経鼻胃管には、もう一つ肺炎を起こしやすい条件がありま す。口から食べるときよりも唾液の量が少なくなるので、唾液による口内の洗浄があまり行われません。そこから雑菌が繁殖し、気道感染を誘発しやすいのです。

誤嚥性肺炎を起こせば、病院に送って治療することになりますが、治ってホームに帰って来るとまた誤嚥性肺炎を繰り返し、慢性化してしまうことも多々あります。それが原因で亡くなるケースも少なくありません。これでは何のための栄養補給なのかわかりません。そもそも無理やり栄養を流し込むことが治療と言えるのかという問題もあります。

病院で行われる点滴も、高齢者のためになっていないことがあります。誤嚥性肺炎で入院すると、点滴で抗生物質と補液の投与による治療が行われます。このとき投与する水分量はいちおう計算されていますが、老衰末期の高齢者の体の状況は医者も十分につかみきれていません。多すぎる量を投入している可能性もあり、この場合、肺《はい》水腫《すいしゅ》を起こし、肺は水浸しになります。その負荷に心臓が耐えかね、そのまま病院で亡くなってしまう方もいるのです。

医療技術の進歩と延命主義による自縄《じじょう》自縛《じばく》に陥っているのが、高齢者医療の実態と言えます。何人もの高齢者を看取るとよくわかります。食べさせないから死ぬのではなく、死に向かうために食べなくなるのです。

彼らは十分に頑張って生をまっとうし、死という休息の準備に入るために食べなくなるのに、無理に栄養を入れて延命させ、誤嚥性肺炎などを起こして苦しい思いをさせている。それが果たして本人の望む最期なのでしょうか。

私が延命治療に疑問を持った理由

このような問題意識を強く持つようになったのは、私が全国でも珍しいホームの常勤の専属医だったことが大きいでしょう。

多くのホームでは、入所者の医療を近くの病院から二週間に一回来る非、配置医のみに頼っています。非常勤配置医は、ホームに来ると看護師から報告を受け、薬の処方と検査の指示をするのがおもな仕事です。家族から話をじっくり聞き、お互いに人間関係を築いていく時間はほとんど持てません。

彼らには自分の病院での仕事がたくさんありますから、ホームでの看取りに時間を割くことはできません。深夜、入所者が亡くなりそうだからといって、そのつどホームに駆けつけるわけにもいきません。そうした事情もあって、ほとんどのホームでは入所者が危険な状態になると、すぐに病院に送ることになります。

その上ほとんどのホームが専属医を抱えていないのは、専属医には保険診療が認められていないという制度上の問題があります。保険診療が認められるのは、どこかの医療機関に所属する医者のみです。私は保険医の資格を持っていますが、私が所属しているのは芦花ホームなので、私が行う医療行為はすべて保険請求できません。

では私の給料はどこから出ているかというと、国から常勤医師配置加算が出ていますが、これに加えて世田谷区からの補助金が出ているのです。そこまでして常勤の専属医を置いているホームは全国でも稀《まれ》なのです。

私はホームの常勤医であるがゆえ、毎日、入所者の方たちと接します。家族の方たちと話し合う機会もあります。スタッフたちの仕事ぶりも見ます。そうしたなかで、今の高齢者医療のあり方に疑問が募《つの》るようになっていったのです。

「平穏死」は本人を尊重した最期の迎え方

医師は身心の傷害を治すのが仕事ですが、一方で尊厳ある死、平穏な死に貢献することも大切な仕事ではないでしょうか。そんな考えをホームに来る非常勤配置医に伝えたところ、我々の間の考えは基本的に同じであることがわかりました。現状を変える努力をしてほしいとの声ももらいました。

そうしたこともあり、私はホームの介護士や看護師、入所者のご家族に、もう少し本人を尊重した最期を考えよう、と提案するようになりました。

ちょうどその頃、認知症を患う女性が、病院で提案された胃瘻を断りホームに戻って来ました。女性のご主人が、「そんなことをしたら世話になった女房に恩を仇で返すことになってしまう。女房には自分の母親も含め、妹も世話になった。一日でも長く生きてほしいが、亭主の私はもちろん、自分が誰かもわからない女房に胃瘻をつけてまで生かすことはできない」と言って、胃瘻を拒絶したのです。

ご主人は奥さんがホームに入る前、認知症になった奥さんを八年間介護してきました。その間、徘徊、暴行、介護への抵抗などに耐えかねて、奥さんの首に手をかけそうになったことも二回あったそうです。ようやくホームに入所できて六年が経ったとき、誤嚥性肺炎で奥さんが入院し、肺炎は治ったものの、口から食べさせるのは無理と胃瘻を提案されたのですが、これがご主人には受け入れがたかったのです。

ホームに戻って来ると、病院の医者から私のもとへ電話がかかってきました。「これでは餓死させるようなものです。見殺しにするのですか」と言うのです。私が「家族は看取りを覚悟しています。私も看取りを覚悟しています」と伝えると、「看取りですか。そうですか。わかりました」という返事が返ってきました。

私の判断について、当初はホームの職員からも非難の声が殺到しました。胃瘻をつくらず口から食べさせ、自分が誤嚥の引き金を引くことになるのを恐れたのです。しかし私は当初の方針を変えず、ご主人と相談して誤嚥を誘発する過度の栄養摂取は控え、ゼリー食中心でいくことにしました。

初日はご主人が摂食介助をしました。お茶ゼリーをスプーンに少量すくって口の中に運び、これを奥さんが口で少しモグモグやってゴックンと飲み込んだときは、ホームの職員たちからいっせいに拍手が起こりました。

最初の一カ月はご主人がほとんど摂食介助を行い、しだいに看護師や介護士も介助するようになりました。こうして一日平均六〇〇キロカロリー前後のゼリー食中心の日々を続けたところ、奥さんの体重は四八キロから三二キロにまで減りましたが、それでも奥さんは元気でした。

一日六〇〇キロカロリーという数字は延命治療の常識とはかけ離れていますが、奥さんは一年半生きました。そして、いよいよお茶ゼリーさえ食べられない状態となって三日後の明け方、静かに眠るように息を引き取りました。ご主人も、「やるべきことをすべてやった」という満足感が漂う穏やかな顔でした。

この事実は、他のご家族に大きな影響を与えることになりました。「口から食べられなくなったとき、どうするか？」というテーマで家族会を開いたときも、できる限り本人のためになる方法をとることに異論のある人はいませんでした。

それ以来、入所者が口からモノを食べられなくなると、胃瘻や経鼻胃管をつける延命措置ばかりではなく自然の成り行きにまかせて、本人がほしがればゼリー食などを与えることが選ばれるようになったのです。

それ以外の選択もできますが、多くのご家族は自然の成り行きを選択するようになりました。

本人がほしがれば与え、後は自然の成り行きにまかせると、体に負担をかけることなく、ご本人はラクに眠るように逝くことができます。また、亡くなる時期も予測できるので、家族は心の準備をしながら看取ることができますから、家族親戚がそろったなかで往生を遂げた方もいます。

胃瘻をつけたがもうやめたい

医師から勧められて胃瘻をつけたが、ただ寝ているだけの状態を見て、家族はこんなことをしなければよかった、やめられるものならやめたいと思うことがあります。老年医学会は胃瘻を途中でやめる選択もあると言っていますが、そうもいかないと皆ためらいます。

しかし、無理にやめなくても実際には自然にやめざるを得なくなるのです。

私が芦花ホームで平成十八年度から二十一年度までの三年間に看取った三三名のうち、看取りの時期を予期できたのは、胃瘻など経管栄養を受けていなかった二七名中二二名でした。全体の八割です。一方、経管栄養を受けていた方は、六名中二名しかいません。四名の方は最期を予期できず、巡視時に亡くなられているのを発見しています。

すなわち、胃瘻などをつけていた方々のほうが最期の予測がつけにくかったのでした。しかし、私が芦花ホームに来てから七年過ぎてもう一度調べてみると、一〇五名を看取っており、胃瘻をつけた人とつけなかった人との間で、最期の予測に差がないことがわかりました。それは胃瘻の方の場合も体が水分栄養を受けられるかどうか、こちらが日々観察して注入量を調整するようになったからです。

最期の一時間前まで家族とテレビを楽しむ

経口摂取を続けた方のなかには、最期の一時間前まで家族とテレビを見て過ごした百二歳のおばあさんもいました。百歳で入所されたのですが、彼女にとって芦花ホームは大事な〝故郷〟でした。この地はもともとある企業の土地で、彼女は若い頃からずっとその企業で働いていました。その企業が土地を売却したところにホームが建てられ、「このホームで最期を迎えられれば本望です」ということで入所されたのです。

それから二年、彼女は寝たければ起床時間になっても起きない、食事も食べたいときだけ食べるというマイペースな生活を送っていました。食べたくないときは一食抜くこともしょっちゅうでしたが、やがて一日に一パック三〇〇キロカロリーのゼリー食を食べるのがやっとになりました。ご家族と話し合い、苦しみがない限り最期までこのホームで過ごすことを確認しました。やがてベッドから起きるのも拒むようになり、トイレのときだけ促《うなが》してお連れするようにしました。

その三日後ぐらいから食事はいっさい摂らなくなり、口を湿らせるだけになりました。曾孫まで含めた四世代のご家族がおばあさんの部屋に集まり、皆でテレビを見るなか、静かに亡くなられました。

食事を摂らなくなってから、一週間後のことでした。おばあさんのお顔は葬儀に参列した方々が驚かれるほどきれいなものでした。

このおばあさんに限らず、自宅やホームで亡くなられた方のご遺体は、よく看護師などから「きれい」と言われます。病院では体が水分や栄養を受け付けなくなっても最後の最後まで点滴をしますから、ご遺体のお顔や手足がむくんでいます。しかし、自宅やホームで自然に亡くなられたご遺体のお顔や手足は、とてもきれいな状態なのです。

老衰は「故障」ではなく、「寿命」が来た状態

誤嚥性肺炎などで何度か入院したことのある方のご家族は、「もう病院はけっこうです。最期はホームで迎えさせたい」と言われるようになります。そうして最期をホームで看取られた方の例をいくつかご紹介したいと思います。

九十一歳で亡くなられた女性M・Kさんは、亡くなる二週間前から経口摂取が減少し、二日前には目を開けるのがやっとという状態になりました。最後の夜に下顎《かがく》呼吸が始まり、酸素吸入を開始、四人のお子さんに看取られて眠るが如く亡くなりました。ホームにはご家族が寝泊まりできる部屋があります。お母さんが亡くなられた後、「兄弟が久しぶりにこんなに長く一緒に過ごせて大変幸せでした」と感謝されました。

九十三歳で亡くなられた女性K・Sさんは、一年前から経口摂取が困難となり、誤嚥性肺炎で入院、胃瘻を勧められました。家族は迷いつつも「一日でも長く」という思いで胃瘻を選択、ホームに戻って来られましたが、体は限界に来ており、心不全の兆候が現れ、経管の量を減らさざるを得ませんでした。いよいよ厳しいと思われた最後の三日間、お孫さんの望みでおばあさんの好きだったヨーグルトの小さなパックを一日一個ずつ胃瘻から入れ、最期は静かに眠るように逝かれました。

百一歳で亡くなられた女性I・Iさんは、二日寝て二日起きるという、覚醒と睡眠のサイクルが一年以上続きました。加えて閉塞性動脈硬化症による両下肢の壊疽《えそ》がありましたが、最後まで経口摂取ができ、睡眠のサイクルのとき、そのまま永眠されました。

百歳で亡くなられた女性Y・Kさんは、誤嚥性肺炎で三回の入院経験があり、病院から胃瘻を提案されましたが、息子さんが断りました。ホームでは一日六〇〇キロカロリーのゼリー食で生活していましたが、約半年後に誤嚥性肺炎を起こし、三九・四度の発熱をしました。しかし呼吸困難で苦しむ様子もなく、ご家族もこれ以上の入院を希望しなかったため、ホームで静かに息を引き取りました。本人はクリスチャンで、息子さんが賛美歌のテープを最期まで部屋に流しておられました。

八十六歳で亡くなった男性H・Nさんは軽い認知症がありましたが、会話の理解と意思表示はできました。亡くなる一年前に前立腺がんによる前立腺の破壊が進んでいることがわかりましたが、本人は病院での治療を頑として拒み、ホームで可能なホルモン治療も断りました。嫌だと思うと妥協しないところがあり、認知症が進むと介護にも抵抗し、介護士を困らせることもしばしばでした。

いよいよ病状が厳しくなったとき、家族虐待や認知症により疎遠になっていた奥さんと娘さんに連絡すると、二人は面会に来られました。娘さんはお父さんと和解し、お父さんが大事にしていた人形をもらうと、その場で泣き崩れました。その後血尿が進み、体力も極度に消耗し、褥瘡《じょくそう》（床ずれ）も進行しました。最期の日の夕飯は本人が希望したマグロの鮨を取り寄せ、深夜、介護士の手を握ったまま静かに息を引き取られました。用意していたアンペック（モルヒネの座薬）は最後まで使いませんでした。

みな、まさに穏やかな最期――「平穏死」でした。老衰は病気と違い、体が故障した状態ではありません。機械で言えば寿命が来たのです。多くの医者は老衰という病態を認識していないので、高齢者のそのような病態に戸惑うことになります。

しかし、老衰という病態を理解し、特別な医療処置を施さずに自然にまかせれば、静かに平穏に死を迎えることができるのです。それこそ、本人を尊重した最期の迎え方だと思うのですが、読者のみなさんはどう受け取られるでしょうか。

食事の量が減ると誤嚥することも少なくなる

一日でも長く生かす――それは治療至上主義を叩き込まれてきた医者にとって、一種の責任感、いや強迫観念と言ってもいいかもしれません。そういう医者は胃瘻や経鼻胃管をつけて栄養を流し込み、できるだけ長く生かすことが使命だと考えています。

そのような思考になる原因の一つは、そもそも医師が「自然の死」がどういうものかを知らないことにあります。かく言う私自身も四十年以上治療の現場にいながら、「自然の死」を目の当たりにしたのはホームの常勤医になってからです。

九十五歳の認知症の入所者で、十年前から徘徊が始まり、七年前から経口摂取不良となって、誤嚥性肺炎で四回も病院に入院している方がいました。二年前、声かけに応答がなくなった時点でご家族と話し合い、もうこれ以上入院措置は避けたい、ホームで最期を迎えさせたい、というご家族の意向で、看取り介護の承諾書に署名されました。

ふつうのおかずをミキサーで砕いた食事からゼリー食に切り替え、食べたいと意思表示するときだけ与え、食べたがらないときには無理に与えないようにしました。何より驚いたのは、食事の量が減ると途端に痰《たん》の量が減り、むせる回数が少なくなることでした。

結果的に、誤嚥することも少なくなり、肺炎になることも少なくなりました。同時に、眠る時間が増え、一日の大半を寝て過ごすようになりました。やがて、わずかなゼリー食も口にしなくなりました。私たちはご家族と再度話し合いの場を設け、口から食べることができなくなったことを伝え、このままホームで看取ることを再確認しました。

私は、栄養を摂らなくなると、脱水症状を起こしてすぐに亡くなるのではないかと思っていましたが、時折、水を含んだガーゼで口を湿らせるだけで、それから二週間もの間、生き続けました。その間、それは穏やかに眠っておられました。

二週間目の明け方、血圧が急激に下がり、呼吸も浅くなりました。夕方になると血圧は測れないほどになり、それまで温かかった手足が冷たくなってきました。「今夜中でしょう」と、集まっていたご家族にお伝えして私は自宅に戻りました。

自宅でホームからの連絡を待ちましたが、いつまで経っても連絡が来ません。気になって翌朝五時にホームに行くと、驚いたことに顔色はピンク色に戻っていました。手足も温かく、測定不能だった血圧も五八まで上がり、呼吸数も毎分二八回でした。原因は不明ですが、人間の生命力のたくましさに改めて驚きました。

しかしそれも束の間、夕方から呼吸は再び浅くなり、翌朝六時過ぎには喘《あえ》ぐような呼吸になり、それから数十分後、呼吸は静かに止まり、心停止が確認されました。

私は死亡診断書の死因の欄に「老衰」と記載しました。何の苦痛もない、いたって穏やかな死でした。

#「平穏死」は本来、当たり前のこと

水分や栄養の補給がまったくない状態で、二週間静かに眠り続け、苦痛もなく平穏に最期を迎えられたことに、私は大いに驚きました。

経管栄養を施した患者さんがしばしば誤嚥性肺炎で苦しい思いをし、自分の吐瀉《としゃ》物で窒息死することもあるのに、自然にまかせて摂取栄養を減らしていくほうが穏やかな最期を迎えられる。その事実に、生命の営みについて、まだまだわからないことがたくさんあることを思い知ったのです。

高齢者に必要な水分とカロリーについても、実は正確なところはわかっていません。人間に必要な水分と栄養は、体重と年齢に応じて計算されます。このとき子どもは多め、高齢者は少なめに計算しますが、体の動きが極端に少ない超高齢者の場合、どれぐらいが適切かを明らかにした論文は見当たりません。

そもそも九十歳前後の方の基礎代謝も、正確にわかっていません。老衰した体は、もはや生存することをやめようとしているのですから、「必要なカロリー」という考え方自体が間違っているのかもしれません。八十歳を超えたら、腹八分どころか腹五分でも十分なのです。

人間の尊厳についても、深く考えるようになりました。

本人の意思や尊厳を考えると、過度な延命治療は、本人の穏やかな最期を妨害する行為ではないか。

寿命はまさに天の采配、人が決めるものでもコントロールするものでもありません。歳をとって嚥下機能が低下し、自分の口から食べられなくなった人は、多くは生命力の限界が来ているのです。

このことはホームのお年寄りの行動を見てもわかります。彼らの九割は認知症で、そうでない人も体が思うように動きません。そんな人たちにとっては食べることが楽しみです。だから彼らはホームにある歯科診療室に来るのを楽しみにしています。歯科診療室には入所者のかかりつけの歯科医が代わる代わるやって来て、入れ歯の調整や残った歯の治療などを行います。

歯科医にかかるのを嫌がる人は大人でも少なくありませんが、ホームにいる高齢者たちは歯科診療室に行くのを嫌がりません。暴れるからスタッフが押さえるといったこともありません。まさに口から物を食べることは、人間の根源的な本能であり、楽しみだからでしょう。「口から物を食べる」という行為をしなくなるのは、やはり生命を維持する力に限界が来ていることを意味しているのです。

三宅島（東京都）出身の方に聞いたところによると、かつて三宅島では食べられなくなると水を与えるだけで寝かせておいたそうです。そうすると、苦しむことなく、眠るように最期を迎えることができたのです。

入所者の方を見ても、食べられなくなって最後の数日間に、喉の渇きや空腹を訴える方はいません。それでも、おしっこは出ます。人生の終わりに際して、自分の体の中を整理整頓しているようにも見えます。

ある人は、これは体が死になじんでいく過程で、そのような状態では体からエンドルフィンという麻薬物質が出ているので、苦痛がないとも言います。

自然にまかせれば眠るように旅立つ

食べられない人に無理に食べ物を与えないのは、欧米では珍しい話ではありません。ある特別養護老人ホームの施設長がオランダのホームを見学に行ったときのことです。認知症のお年寄りが食事を摂りたがらないので、口を開けてスプーンを入れようとしたところ、現地のワーカーに怒鳴りつけられたそうです。「食べたくない人の口を無理やりこじ開けて食べさせるとは何事か。そのような行為はお年寄りの自己決定権を侵している」というわけです。

日本では食べようとしないお年寄りに、家族が何とかして食べさせようとすることが少なくありません。「一日でも長生きするために、もう一口食べてよ」などと言いながら無理やり食べさせる。その挙げ句、誤嚥で肺炎を起こしてしまうのです。「本人のため」と言いながら、結果として本人の穏やかな最期を妨害しているにほかなりません。

坂井洲二《しゅうじ》氏の『ドイツ人の老後』（法政大学出版局）では、ドイツのある養護老人ホームを紹介し、そこでは入居者が徐々に食事を摂取できなくなっても病院に送らず、老衰と判断してそのまま見守るとしています。

またデンマークでは、「自宅で死にたい」と意思表示しているお年寄りは、食事を摂れなくなっても病院に運んだり、延命措置をとったりしません。水も飲めなくなり、もう死ぬとわかれば点滴もしません。そしてホームドクターが往診記録に「もう治療しません」といった言葉を書き込むのです。死期が近づいてきたために食べなくなるのですから、看取る側もそれを受け入れ、平穏な死を迎え入れてきたのです。

実を言えば、かつての日本でも、これが当たり前の感覚でした。

食べられなくなってきたお年寄りは、同時に寝る時間が長くなってきます。食べられなくなることと寝ることは並行していて、最終的には寝たきりになります。そんなおじいさんやおばあさんが奥の部屋で寝ているというのが、どの家でもよく見かける光景でした。

そうしたなかで人は、人間がどのように死んでいくのか。こうすれば人は穏やかに死んでいけるのだということを学習したのです。

ところが、現在では死は身近なものでなくなり、食べられなくなった人、起きられなくなった人は病院に連れていくのが当たり前となっています。そして医療の発達により、食べられないのに胃に直接栄養を送り込まれ、生きながらえさせることが当然という風潮が生まれてきたのです。

最期をどう迎えるか家族とも話し合っておく

医療が発達すればするほど、死に方を選ぶことが難しくなっていきます。ましてや認知症になったら、自分で死に方を選ぶことはできません。

医療経済研究機構の平成十七年度の調査で「最期をどこで迎えたいか」を特別養護老人ホームに入所しているご本人とご家族に尋ねたものがあります。本人のトップは「ホーム」で五七パーセント、次が「自宅」の三二パーセント、「病院」と答えた人は八パーセントでした。一方、家族も「ホーム」が五九パーセント、次が「病院」で二九パーセント、そして「自宅」は三パーセントでした。

では実態はどうかというと、「ホーム」で亡くなった方は七パーセントに過ぎません。「自宅」も一三パーセントしかなく、「病院」が八〇パーセントと圧倒的な割合を占めています。本人も家族も六〇パーセント近くがホームでの看取りを希望しているのに、実際には病院で亡くなる方が八〇パーセントになるのです。

最期を迎える場所として、本来なら自宅が最も望ましいでしょう。ところが家族に迷惑をかけたくないとか、自宅にその場所がないといった事情からホームに入所し、そこでの看取りを希望している。しかし、その希望すら叶えられず、ホームから病院に入院し、そのまま亡くなるケースが圧倒的に多いのです。

そこには二つ理由があり、一つは入所者に異変が起きたとき、病院に入院させることが当たり前となっているからです。何もせずにホームで看取るのは、途中で責任を放棄したかのような罪悪感を家族やホームの職員に抱かせてしまいます。そこで「とにかく病院へ」ということになってしまうのです。

二つ目は病院側の問題です。入院してきたお年寄りに対し、「これは老衰だから」「寿命だから」と言って治療せずに患者さんが亡くなった場合、刑法二一八条、二一九条の保護責任者遺棄等致死傷罪に当たる可能性があるのです。そこで食べられなくなったお年寄りに対し、胃瘻や人工呼吸器で命をながらえさせることになります。

寿命が来た人を無理やり生かし続けることを強要するような日本の刑法は、現代の死の現実や終末期医療の実態に即していないおかしなものと言えますが、これが日本の現実なのです。いずれ訪れる人生の最期を胃瘻や人工呼吸器で延命されるのが嫌なら、まだ元気なうちから自分の意思を明確にしておく必要があります。口からモノを食べられなくなったら、胃瘻などはつけずに、自然にまかせるよう事前指示を書いておくといいと思います。

本来は遺言書と同様に公正証書にしておけば問題ないのですが、現実にはそれだけでは希望が叶えられない場合もあります。余計な延命措置は望まないと書面でしたため、それに基づいて医者が治療を差し控えて死亡した場合でも、家族が医者を訴える可能性があります。そのため医者は、本人よりも家族の意思を優先させることもあるのです。

そう考えたとき、どのような最期を望むかについては、ただ書いておくだけではなく、家族と十分に話し合っておくことが必要です。何かしなければならないと一種の責任感にとらわれて、本人が望まない措置をとることが果たして親孝行なのか。むしろそれは本人を苦しませるだけで、何もせずに看取ることこそ、安らかで平穏な死を迎えられるということを、家族みんなが理解しておくことが重要です。

今よりもっと多くの人が平穏な最期を迎えられるようになるために

以前、ホームの家族会で勉強会を開いたとき、ご遺族やご家族、職員たちが自分たちの体験談を語り、会に参加したご家族も職員も、できれば胃瘻をつけずに最期を迎えさせたいと希望しましたが、一人だけ、「私は最愛の母には胃瘻をつけてでも一日も長く生きてほしい」と言われた方がいました。

ところが三カ月後、この方が私のところへ来て、「母に胃瘻をつけたことが、母を苦しめることになっているのではないか」とつらく感じるようになったという話をされました。これに対し私は、「もし胃瘻をつけないでお母さんを見送っていたら、今頃『自分は十分なことをしなかった』と悩んだでしょう」と答えました。胃瘻をつけるかどうかは、それぐらい家族にとって難しい問題なのです。

ホームで平穏な最期を看取るときに感じるのは、見送られた者のほっとした思いと、見送った者のほっとした思い、両者の安堵感です。それは何より、精いっぱい生きてきたことを互いに認め合う瞬間です。

死を迎えるのは嬉しいことではありませんが、誰にも必ず訪れるものです。どんな死を迎えたいか、どのように見送られたいか、そしてそれを実現するにはどうすればいいのか、一度考えてみることが必要でしょう。自分の最期くらいは自分で決めたいものです。

かつて『「平穏死」のすすめ』（講談社文庫）という本のなかで、「自分で食べられなくなったお年寄りの栄養は一日六〇〇キロカロリーで十分」と書いたところ、「よく書いてくれた」「うちのホームでもそうしています」といった内容の手紙やメールがたくさん送られてきました。老年医学会の先生たちもこの数字について、本や論文で追認してくれました。今後さらに追認する動きは増えるでしょう。

今は家族も世間体を気にして、食べられなくなった親に胃瘻をつけないという選択をすることはなかなかできません。親が高い年金をもらっている場合、年金を目当てに長生きを望むという悲しいケースも残念ながらあります。

誤解を恐れずに言えば、寿命の来たお年寄りに高い年金を払い続け、なおかつ胃瘻で無駄な医療費を使っているとも言えます。そのツケは若い人たちが被ることになるのです。

この矛盾に皆が気づけば、家族や医者を縛ってきた常識や硬直した制度を見直すきっかけになります。そうなれば、今よりもっと多くの高齢者が平穏な最期を迎えることができるようになることでしょう。

死を迎えるのは嬉しいことではありませんが、誰にも必ず訪れるものです。

どんな死を迎えたいか、どのように見送られたいか、そしてそれを実現するにはどうすればいいのか、一度考えてみることが必要でしょう。

自分の最期くらいは自分で決めたいものです。

「五感」で死を受け止めると見えるもの

青木新門

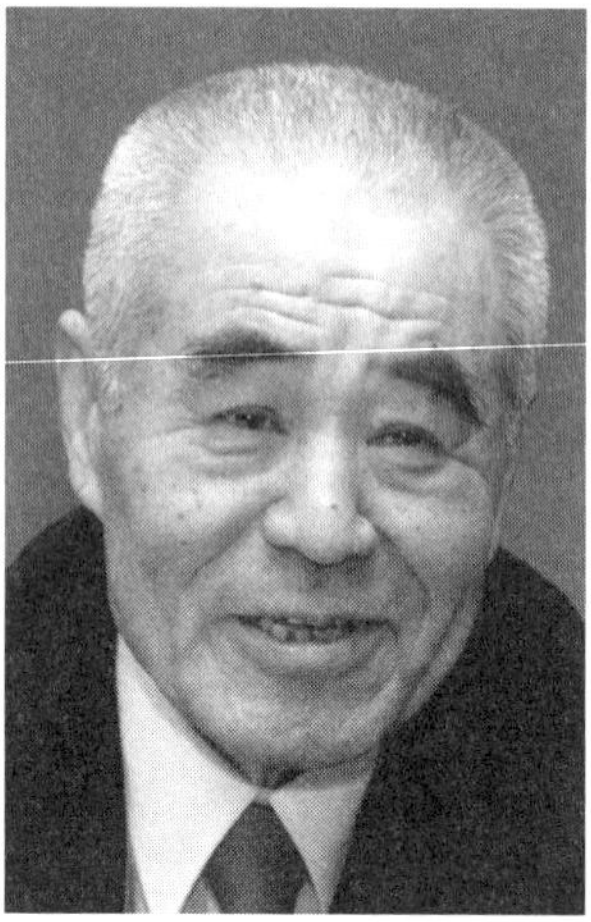

青木 新門（あおき・しんもん）

1937年生まれ。早稲田大学中退後、富山市で飲食店「すからべ」を経営する傍ら文学を志す。吉村昭氏の推挙で『文学者』に短編小説「柿の炎」が載るが、店が倒産。1973年冠婚葬祭会社（現・オークス）に入社。専務取締役を経て、現在は顧問。1993年葬式の現場の体験を『納棺夫日記』として著しベストセラーとなり全国的に注目される。著書に、『定本　納棺夫日記』（桂書房）、文庫版『納棺夫日記』（文藝春秋）、『それからの納棺夫日記』（法藏館）などがある。

映画『おくりびと』と『納棺夫日記』

映画『おくりびと』は二〇〇八年度の日本の主要な映画賞を総なめにし、第八一回米国アカデミー賞外国映画賞まで受賞してしまった。その少し前に主演した本木雅弘君から「ノミネートされました」と電話があったとき、私は「必ずオスカーを獲りますよ」と言ったのだが、それが現実のものとなったのだ。

思えば、『おくりびと』が映画化される十数年前、本木君が突然電話をかけてくれたことからすべてが始まった。彼は拙著『定本　納棺夫日記』（桂書房）を読んでいたく感動し、彼のインドを旅した写真集で『納棺夫日記』のなかの一文を引用したいと言ってきたのだ。快諾し、完成した写真集を送ってもらった後も、やりとりは続いた。彼は『納棺夫日記』を映画化したいのだと言う。

それから十年以上、彼はスポンサー探し等、地道な努力を重ね、とうとう映画化を実現させた。その尽きぬ熱意と粘り強さには、ほんとうに頭が下がる思いだ。

残念ながら、映画のラストシーンと私の思いに相違があったため、原作としてのクレジットは降りることになったが、それをもって映画『おくりびと』を過小評価するつもりは毛頭ない。これが稀有《けう》な傑作であることはアカデミー賞受賞が証明している。ご覧になっていない方には、ぜひ観ていただきたいと思っている。

さて、本木君が写真集に引用したのは、次の一文であった。

蛆《うじ》も命なのだ。そう思うと蛆たちが光って見えた

一人暮らしの老人が真夏に亡くなって一カ月も放置され、蛆が這い回る遺体を私が納棺に行ったときの文章の一部である。

何も蛆の掃除までしなくてもよいのだが、ここで葬式を出すことになるかもしれ

ないと、蛆を掃き集めていた。蛆を掃き集めているうちに、一匹一匹の蛆たちが鮮明に見えてきた。そして蛆たちが捕まるまいと必死に逃げているのに気づいた。柱によじ登っているのまでいる。蛆も命なのだ。そう思ったとき、蛆たちが光って見えた

本木君が訪れたのはインド・ヒンズー教の聖地ベナレス（現・ワーラーナシ）で、ここでは死体をしょっちゅう焼いている。一方で生きている人も乞食のような人がたくさんいる。「ここでは生と死が一つになっている」と実感した本木君は、「蛆が光って見えた」ということにショックを受けた。

そこでぜひこの文章を使いたいと思ったようだが、私はその感性に驚きを覚えた。なぜなら、この「光る蛆」こそ、私が『納棺夫日記』で述べたかったことであったからだ。

私は「光る蛆」に「死の実相」を感じ取り、彼は無意識のうちに本質をつかみ取ったのである。「必ずオスカーを獲りますよ」という私の言葉も、死の実相、死の本質

をつかんだ本木君の映画が評価されないはずがないと思ったからだ。

死の間際、絶縁状態だった叔父の口から「ありがとう」

私が納棺の仕事を始めた一九七〇年頃は、死に関わる仕事をするだけで周りから白い目で見られた。叔父からは「親族の恥」とまで罵倒された。「顔も見たくない。どこかへ行け」と言われながら、私は納棺の仕事を続けた。

絶縁状態になった叔父が末期がんだと知らされたのは、それから長い月日が過ぎてからのことだった。

「顔も見たくない」とまで言われた叔父の見舞いなど行くつもりもなかったが、「もう誰が誰だかわからない状態で、今日、明日と言われているから……」と懇願する母親の説得を受け入れ、しぶしぶ病室を訪れることになった。

私が訪れたとき、叔父はそれまで意識不明で、少し前に意識を取り戻したばかりだったという。叔母に促されてベッドの側へ行くと、叔父は私が誰かわかったようで、何か言いたげに手を伸ばして私に触れた。

叔母は叔父の顔を覆っていた酸素吸入器をはずし、叔父の言葉を聴こうとした。酸素吸入器をはずして露《あらわ》になった叔父の顔は、私を罵倒したときとはまるで異なり、柔和で、清らかな表情だった。

私が叔父の手を握ってベッド脇の椅子に座ると、叔父の口から「ありがとう」という言葉が聞こえたような気がした。その瞬間、私の目には涙が溢れ、叔父の両手を握りながら、土下座して「すみません」と繰り返した。

すでに叔父への憎しみは、すっかり消えていた。それからすぐに叔父は息を引き取った。叔父の顔がなぜ死に際して、あれほど柔和で清らかだったのか不思議だった。

叔父の死から数日して、たまたま三十一歳で亡くなった医師の遺稿集を読んだ。読み進めるうち、私の頭に叔父の顔が浮かんできた。

この医師は自分の命が長くないことを悟り、それでも行けるところまで行こうと決意したとき、周囲の光景がすべて明るく見えたという。スーパーへ来る買い物客、走り回る子どもたち、人ばかりでなく犬や雑草、電柱までも輝いて見えたと。

この医師は、のちに祥伝社より出版され、映画化もされた『飛鳥へ、そしてまだ見ぬ子へ』の著者・井村和清氏である。

井村氏は日記の最後のページに次のような言葉を記している。

みなさん、どうもありがとう。

北陸の冬は静かです。長い冬の期間を耐え忍べば雪解けのあと芽をふき出すチューリップの季節がやってきます。ありがとう、みなさん。人のこころはいいものですね。それらが重なりあう波間に、私は幸福に漂い、眠りにつこうとしています。

しあわせです。

ありがとう、みなさん

ほんとうにありがとう。

叔父も同じだったのではないか。叔父はあのとき、叔母や看護師さんはもちろん、病室の窓も花瓶も、さらには私までも輝いて見えたのではないか。だからこそ、あれほど柔和で清らかな表情だったのだと、私は納得する思いがした。

死と真摯に向き合うことで見えてきたこと

その後も幾人もの死に立ち会うなかで、私はあることに気づかされた。それまでの私は、毎日のように死者に接しながら、死者の顔をきちんと見ていなかった。死は厭《いと》うべきもの、醜悪なものという思いがあり、無意識のうちに、なるべくはっきり見ないようにしていた気がする。

ところが叔父の死に接することで、死者の顔を意識して見るようになった。

そこでわかったのは、どんな死に方をした人でも、亡くなった直後は、安らかできれいな表情をしているということだ。

生前どんな生活を送り、どんなよいこと悪いことをしたかは関係ない。宗教の有無とも関係なく、皆安らかな顔をしているように見える。とくに死んだ直後の顔は、多くが半眼で、仏像そっくりな顔をしている。

同時に私は納棺の仕事をタブー視することをやめた。納棺の仕事を毛嫌いした叔父を云々言いながら、私自身、同じような社会通念の延長線上にいることに気づいた。

まずは私自身が行動を変える必要があると、医療機器店で外科医が用いる手術用の白衣やマスクを買い、納棺時にはこれらを使うようにした。言葉遣いや礼儀礼節にも気をつけ、真摯《しんし》な態度で湯灌《ゆかん》や納棺の作業を行い、納棺夫に徹した。

遺体と真摯に向き合うなかで、私は次第に理解していった。人は死の瞬間、すべての業《ごう》や欲、怨嗟《えんさ》から解き放たれ、すべてを許し、あらゆることに感謝するのだということを。それが「死の実相」であることを。

病に倒れ、自ら死期を認め、それを受け入れた人もそのような境地になるのだろう。だから、死の直前、叔父は清らかな表情をしていたのである。私に対する怒りや恨みはすべて消え去り、それは感謝の念へと変わっていった。
あの「ありがとう」という一言が、すべてを物語っている。

どんなに死を恐れ、隠しても、死から逃れることはできない

無縁社会、自殺・他殺、孤独死など、多くの人は「死」に不安を抱いている。それは、生にのみ価値を認め、死を忌むべき悪としてとらえ、隠蔽して生きているからにほかならない。

私が納棺の仕事を始めた昭和四十年代は、死体は枯れ枝のようなものが多かった。自宅での死亡が五割以上あった時代で、とくに老衰による死体は蟬の脱け殻のような乾いたイメージだった。それが高度成長とともに、ぶよぶよした死体が多くなってきた。そこには多くの人が自宅ではなく、病院で死を迎えることが関係している。

昔は口からものが食べられなくなったら、栄養補給ができず、痩せ細って枯れ枝のようになるしかなかった。ところが現代は点滴で栄養を補給するので、枯れ枝のようになることはない。遺体の腕には痛々しい点滴の針のあとが点在し、とくに下腹部から管などをぶら下げたまま病院から運び出されることもある。そんな遺体からは生木を無理やり引き裂いたような不自然な印象を受ける。

今の医療機関では、死に直面した人でも、自然に死なせるということがない。体中に生命維持装置を取りつけられ、周囲は延命思想の医師や生に執着する親族たちばかりが取り囲んでいる。聞こえてくるのは「頑張れ」という言葉ばかりで、そんな環境のなか、彼らは死について考えることもできないまま、死を迎えることになる。

国立がん研究センターの教授から聞いた話だが、ある末期がん患者が「頑張って」と言われるたびに苦痛の表情を浮かべるのに気づき、痛み止めの注射をした後、「私も後から旅立ちますから」と言うと、その患者は初めてにっこり笑い、その後は表情も変わったという。

どんなに笑顔を取り繕ってみても、老いは必ず訪れ、死は確実にやって来る。その影に怯《おび》えながら、人々は生きている。だが生のみに価値を求めるのは、生物として自然な態度ではない。樹木は温度や環境の変化に対応して生きている。春や夏には緑の葉をつけ、それが秋になると紅葉となり、寒くなると枯れ葉になって落ちる。それを繰り返すから、命をつなぐことができる。

飛行機も上昇した後に水平飛行に入るが、目的地が近づけば着陸に向けて下降を始める。乗客もシートベルトを締めるなど、着陸の準備をする。この着陸態勢に向けた準備をしようとしないのが、今の日本人である。

かつて五十年と言われた寿命が八十年になり、延びた三十年を「いきいきと充実して送らなければならない」という思いにとらわれている。

上野動物園の園長を長く務められた中川志郎氏から、以前こんな話を伺った。

「自然界の動物は平均で五〇パーセントの余力を残して死んでいる。しかし動物園では、人間の科学技術で寿命いっぱい生かそうとする」

動物園の動物に限らず、今の日本人にも同じことが言えるのではないか。余力を残して死ぬことをよしとしないのだ。

厚生労働省は「生涯学習」などという言葉を使い、巷《ちまた》には健康雑誌が、いつまでも元気でいるための薬や食品を紹介したり、散歩やジョギングを勧めたりする。はては、老後のセックスを指南する本まである。

そこから生まれたのが「死ぬときはピンピンコロリ」がいいという発想である。それならば、誤解を恐れずに言えば、横断歩道を歩いているときクルマにはねられて死ぬのが一番という話にもなる。

「死の実相」に気づくと、死は恐ろしくなくなる

それが果たして幸福な死に方と言えるのか。木や草でさえ環境変化に対応しようとしているのだ。日本人も来るべき老いや死に目を背《そむ》けるのではなく、これらを受け入れ、正面から向き合うことが自然なあり方であろう。

そもそも人間以外の動物は、死の瞬間まで死に対する恐怖も不安もない。死の概念などないからで、これは幼い子どもも同じである。

そして「死の実相」を知った人も、死を恐れない。人が死を恐れるのは、死に対する間違った概念が脳に張りついているからなのだ。

同様に、死というものにつねに接しながら、死を理解していないのが現代の仏教であり、僧侶である。彼らは仏典に書かれたことしか語らない。葬儀の後、多くの僧侶は遺族に対して講和を行うが、総じてつまらない。これは書物に書かれたことだけを語り、体験を語っていないからである。教科書が多くの人にとってつまらないのと同じで、これでは人の心をつかむことができない。

かつて人殺しなど何とも思わなかった男が、法然上人《ほうねんしょうにん》に出会って念仏者になった。ところが彼は学がないので、人に念仏についてどのように説けばいいかわからなかった。それを上人に相談すると、上人は「お前が念仏者になった体験を語ればいい」と諭したという。大事なのは仏典を語ることではなく、体験を語ることなのだ。

私もあちこちに呼ばれて講演することがあるが、死についての話をしても体験談として話すなら、高校生でも喜んで聞いている。

ゲーテの言葉に「何らかの形で死を克服した人の生き方は明るい」というものがある。それを説くのが宗教の役割なのに、それができなくなっているのだ。

宗教家は法を施し（法施《ほうせ》）、それに感動した人が財を施す（財施）。あるいは、労働を施す。これが宗教家と信者のあり方で、だから仏陀《ぶつだ》は一度も働いたことがなかった。今は法施をせずに財施ばかりを求めるから、誰も僧侶を信用しないのだ。

悟った僧は、富士山と同じで、ただそこにいるだけで尊い。それが今日では会うだけで嬉しくなるという僧がおらず、ただ財施を求める存在になっている。

死を見ずにお金だけ見ている人に、死を説くことはできない。死を説けない人に、生を説くことはできない。おそらく彼らは、遺体の顔も見ていない。こわごわ見ているから、あるいは嫌だと思っているから、よく見ていないのだ。

人間の真実を追究する作家でさえ、今では死を忌まわしいものと思っている人が少なくない。作家の中野孝次氏は亡くなるとき、自分の死に顔は見せないよう遺言したという。だが後日、中野の死について述べた妻の手記には、「あんなにいい顔なら見せればよかった」といったことが書かれていた。死ときちんと向き合えば、遺体は忌むべきものではないのだ。

死を忌まわしいものと思う人たちは、いわばゴキブリを見つけて悲鳴をあげている女性と同じである。「キャー」と言いながら、ゴキブリを見ていない。だがゴキブリも「命」と思った瞬間、ゴキブリも私は美しく見えた。同様に死を見据えると、生も見えてくるのだ。

これが現代において死を見えなくしている大きな要因であり、同時に生を見えなくしている要因でもある。

死者が向かう「光の世界」とは

人は死ぬと、どこへ行くのか。死に逝く人や死者たちから「死の実相」を教わりながら、私は親鸞《しんらん》の言う「清浄光明ならびなし」の世界を確信した。親鸞は『教行信証《きようぎようしんしよう》』のなかで次のように断言している。

仏とは不思議な光であり、浄土とはその光が遍満する光明の世界である（仏はすなはちこれ不可思議光如来なり、土はまたこれ無量光明土なり）

この「光」とは、太陽や蠟燭《ろうそく》の光とは違う。太陽や蠟燭の光は、遮断物に遮《さえぎ》られると影ができる。親鸞はこれを「不可思議光」とも呼んでおり、この光にあうと不思議な現象が起きる。

まず生への執着がなくなり、死への恐怖もなくなる。安らかで清らかな、すべてを許す心になる。あらゆるものへの感謝の気持ちが溢れ出るのだ。

危篤状態の人が死の床に際し、急に明るく柔和な顔になり「ありがとう」と感謝の気持ちを示すのは、まさにこの光に接したからである。それは、蛆をも光って見える美しい世界である。霊魂や死後の世界など、介在する余地はない。死後の世界は、現世の延長線上にあるのではなく、だから閻魔《えんま》大王や地獄なども存在しない。

日本では死後、死者の霊魂がさまようことを前提に、仏教葬儀の作法が定められている。枕元に線香を一本だけ立て、二本にしないのは霊が迷わないようにするため、位牌《いはい》が必要なのは霊の宿りのため、遺体の胸に守り刀を置くのは悪霊が入り込むのを防ぐため、三途の川を渡るため六文銭を持たせるといった具合である。死後の世界へ向かう死者の姿も、手甲脚絆《てっこうきゃはん》を着け、草鞋《わらじ》を履いてとぼとぼ歩く姿である。

だが人は死後、そのようなことにはならない。ただ人は、光り輝く世界へと往くのみなのだ。

私自身、死者の顔が安らかで美しいと思えるようになった頃から、過ぎ去った青春も、老いも、死もまた美しいと思えるようになっていった。そう感じるようになると、死はもう恐ろしいものではない。どんなことがあっても、安心して明るく生きていけるようになる。

大震災で悲しい思いをしている方に伝えたいこと

二〇一一年三月十一日、東日本を大地震が襲った。巨大な津波が東北地方太平洋沿岸部を呑み込んだこの日を、日本人は忘れることはないだろう。この未曾有の大災害によって、多くの方が命を落とされた。まずはこの場を借りて、ご冥福をお祈りしたい。

かろうじて命拾いされた方も、暮らしていた家を失い、耕していた田畑を失い、勤めていた職場を失った。そして何より、大事な人を失ってしまった。

いまだ遺体が見つからない、あるいは遺体は回収できたけれど、荼毘《だび》に付すこともままならず、土葬せざるを得なかったケースも少なくない。きちんとした葬式を出せなくて申し訳ない、どうして私が生き残ってあの人が犠牲になったのか……と悔やみ、悲しい思いに胸が張り裂けそうな方々も、たくさんおられることだろう。

そんな方々へ、一言申し上げたい。私が納棺の仕事のなかで教えられたのは、死の実相は生と死が交差する瞬間に真実の姿があるということだった。

死に逝く人は、死の瞬間に自分の一生が蘇《よみが》り、自分が関わりを持った人に感謝の気持ちを抱き、「ありがとう」と言って亡くなっていくことを知ったのである。

宮沢賢治やアンデルセンは、死の実相を理解していた表現者だった。宮沢賢治の童話に登場する動物たちの死に顔は、みなほほえんでいる。宮沢賢治の『よだかの星』では、そのみにくさから周囲に疎《うと》まれたよだかが、自らの人生を儚《はかな》んで死んでいくさまが描かれている。だが、その死はけっして悲惨なものではない。

これがよだかの最後でした。（中略）ただこころもちはやすらかに、その血のついた大きなくちばしは、横にまがっては居ましたが、たしかに少しわらって居りましたよだかは心安らかに、少し笑って死んでいくのだ。ほかにも賢治の童話では、鴨でも狐でも動物たちが死ぬときの表情は、すべてにっこりほほえんでいる。

賢治は妹のとし子の臨終に際しての詩を残している。花巻弁で「みぞれ取ってきて」を意味する「あめゆじゅ　とてちてけんじゃ」を何度も繰り返す「永訣の朝」、あるいは「無声慟哭」や「松の針」といった一連の挽歌は、賢治の詩のなかでも最高傑作と言われている。死はふつう美しい世界ではない。ところが、生と死が交差する瞬間を賢治は最高傑作にまで昇華させたのだ。

その賢治も三十七歳の若さで結核と壊血病を併発して死ぬが、病床で次のような不思議な詩を書いている。

だめでせう
とまりませんな
がぶがぶ湧いてゐるですからな
ゆふべからねむらず血も出つづけなもんですから

そこらは青くしんしんとして
どうも間もなく死にさうです
けれどもなんとい丶風でせう
もう清明《せいめい》が近いので
あんなに青ぞらからもりあがって湧くやうに
きれいな風が来るですな

（中略）

黒いフロックコートを召して
こんなに本気にいろいろ手あてもしていたゞけば
これで死んでもまづは文句もありません
血がでてゐるにかゝはらず
こんなにのんきで苦しくないのは
魂魄《こんぱく》なかばからだをはなれたのですかな
たゞどうも血のために

それを云えないがひどいです
あなたの方からみたらずゐぶんさんたんたるけしきでせうが
わたしから見えるのは
やつぱりきれいな青ぞらと
すきとほつた風ばかりです

（青空文庫）

「眼にて云ふ」と題されたこの詩は、臨死体験を表した作品と言える。そこは苦しみのない、きれいな青空と透き通った風ばかりの世界なのである。

アンデルセンも死について、『マッチ売りの少女』で次のように描写している。

……さむいさむい次の朝のことでした。女の子は家と家の間に、赤いほほをして、口元にほほえみを浮かべて死んでいたのでした……でも、女の子がどんなに素晴らしい、どんなに美しいものを見ていたか、知っている人はいませんでした。

アンデルセンは、ほとんどの人が見たことのない素晴らしく美しい世界を死の向こう側に見据えていた。『マッチ売りの少女』の町中の人は誰も知らないが、アンデルセンは知っていたのだ。そしてアンデルセンもまた、死に際して次のような言葉をつぶやいたという。

なんと私は幸福なのだろう。なんとこの世は美しいのだろう。人生はかくも美しい。私はまるで、苦しみのない遠い国へ旅立ってゆくかのようだ。

宮沢賢治は仏教信者であり、アンデルセンもまた敬虔《けいけん》なクリスチャンであった。二人は生と死が交差する瞬間にあらわれる死の実相を知っており、それはまた真実だったのだ。

だから、ちゃんとした葬式を出してやりたかったと思うだけで、もう十分なのだ。

線香を一本立てて、手を合わせるだけで十分なのだ。あるいは石を置き、野菊を一本立てて、手を合わせるだけで十分なのである。

亡くなった人は、すべての人に感謝し、先立つことを申し訳なく思い、遺された人びとに命を託していくのだ。

死者たちは「育てていただいてありがとう」と思い、先立つことを「ごめんね」と言って遺された人びとに命を託す。そんな清らかで美しい思いで旅立つ人びとのためにも、遺された方々は自分の命を生き切っていただきたいと思う。

生と死が交差する瞬間を感じ取ると、人は変わる

「3・11」は多くの悲劇を生んだが、一方で日本人の意識を大きく変えたのも事実である。三月十一日以前の日本人は、隣の人のことなどまるで気にしなかった。ところ

が、三月十一日を境に、多くの人々は何かをしてあげたい、何か自分にできることはないかと、被災した赤の他人のことを慮るようになった。無縁社会が、一夜にして有縁社会となったのである。

なぜにこうまで変わったのか? 言うまでもなく、巨大津波が押し寄せ、人々や家々を呑み込んでいく様を、そして波が引いた後の無残な瓦礫の山を、目の当たりにしたからである。それは、生と死が交差する瞬間でもあった。

頭で考えた死と、五感で認識する死は違う。核家族化や高度医療の発達などによって、現代は死の現場に立ち会わない社会になってしまった。親を看取れる人がいったいどれほどいることだろう。

昭和二十年から三十年代は自宅で死ぬ人が九割で、入院していた人も医者に見放されると自宅に戻り、親族に看取られて死んでいった。今は死ぬまで病室で過ごし、死の瞬間、親族は廊下で待っているということも珍しくない。

死体を見ることはあっても、死の瞬間を見る機会が失われているのだ。親族が遠くにいれば、臨終の場にさえいられない。葬式で死体を拝むのがせいぜいである。これでは死を五感で認識することができない。

五感で認識することがいかに大事か。端的に示しているのが、二人の十四歳の少年のケースである。一人は神戸連続児童殺傷事件を起こした酒鬼薔薇聖斗《さかきばらせいと》で、彼は供述調書で殺人を犯した動機として、小学生のときに死んだおばあちゃんの死を挙げている。

自分をかわいがってくれていたおばあちゃんが死んだことから、死について興味を持つようになった。最初は動物を殺してみたが、わからない。そこで人間を殺すようになったという。死の現場を見ずに頭で考えるから、死の実相がつかめず、おかしな方向に向かうようにもなったのだ。

もう一人は、おじいさんの死を直接見た少年で、彼はおじいさんが亡くなる三日前からおじいさんのもとにいて、その後、亡くなるまでの三日間のことを作文に書いた。そこにはおじいさんから、いろいろなことを教わったけれど、いちばん勉強になったのは亡くなる前の三日間だと書かれていた。おじいさんは命の尊さという、いちばん大切なことを教えてくれたというのだ。

さらにもう一つ覚えているのが遺体の笑顔で、いつまでも見守ってくれることを約束するような笑顔だったという。

死に逝く瞬間を見ていた子どもは、命の尊さを学び、また死ぬ瞬間の穏やかな顔をきちんと見ることができるのだ。

臨終の場に立ち会えば、死というものを単に目で見るだけではない。その場の緊張感を味わったり、死体は死んだ直後は硬直していないといったことも学ぶ。これが五感で認識するということなのだ。

芥川龍之介が死んだときの様子を女中が日記に記している。そこには「長らくお仕えしました。あんなに穏やかな顔は初めてでした」といったことが書かれている。その瞬間にいたかいないかで、死の捉え方がまったく違うのだ。

人がまさに死に逝く瞬間——生と死が交差する瞬間を五感で感じ取らなければ、死の実相はわからない。死の実相が見えない人は、死を忌むべきもの、隠すべきものとして扱う。酒鬼薔薇聖斗のような事件や、保険金を掛けて殺すというような事件が増えているのは、この風潮と無関係ではないと思う。

死を五感で受け止めるとき、命がバトンタッチされる

私は納棺の仕事を通して、死に逝く人や死者たちから「命のバトンタッチ」の大切さを学んだ。人は死の瞬間にすべてに感謝し、仏教で言うところの浄土、すなわち光り輝く世界へと旅立つ。天国も地獄も、三途の川も閻魔様もなく、安息の世界へと向かうのである。そして、遺された人々が精一杯生きることを願うのである。

生と死の瞬間に立ち会うとき、人はそれを五感で認識することができる。命が受け継がれていくことを実感する。それを感ずることができれば、死は恐れるものでも、隠すべきものでもないことが理解できるだろう。植物にしても、何億年も前から続いているのは、一年草だという。

人間は命を「個の命」としか考えないが、それでは自分に都合のいいものは生かす

けれど、都合の悪いものは殺してもいいという、人間中心主義の発想しか生まれない。生にのみ価値を置く生き方しかできない。

死を見ない生き方は、命が見えなくなる生き方でもある。死を見ることで、逆に生も見えてくるのだ。

東日本大震災で、多くの命が失われた。だが、あえてそれを悲劇と捉えるのではなく、いくつもの命のバトンタッチが行われたと考えるべきではないだろうか。

私は八歳のとき、四歳の妹と一歳の弟を亡くした。終戦時、父母とともに満州にいた妹と弟は、収容所で次々に死んでいった。弟のときは遺体を母と一緒に仮の火葬場まで運んだが、妹のときは母が発疹チフスにかかり隔離されていたため、私一人で遺体を運んだ。

妹の遺体を焼き場に置き、誰かが焼いてくれることを期待した。夕方、気になって見に行くと、手を伸ばしたまま硬直した妹の遺体がそのままあった。このときの妹の白い手と赤い夕焼け空は、今も私の脳裏にはっきり焼きついている。これが私の死の原点でもある。

大きな悲しみがあるほど、人は優しくなる。大悲は大慈を伴う。大切な人は、光り輝く安寧の地に向かい、遺された人に生をつなぐのである。

他人などどうでもいいと思っていた私たちが、大震災以後、何かせずにはいられない気持ちになったのも、死の実相を、すべてではないにせよ、その存在を感じ取ったからにほかならない。多くの死が、私たちに大切なことを思い起こさせてくれたのである。それはまさに生と死が交差する瞬間に放たれる光ではなかったか。

多くの方の死とともに放たれたこの光を、私たちは忘れてはならない。

生前どんな生活を送り、どんなよいこと悪いことをしたかは関係ない。
宗教の有無とも関係なく、皆安らかな顔をしているように見える。
とくに死んだ直後の顔は、多くが半眼で、仏像そっくりな顔をしている。

〝死に支度に向き合う〟作法とは？

山折哲雄

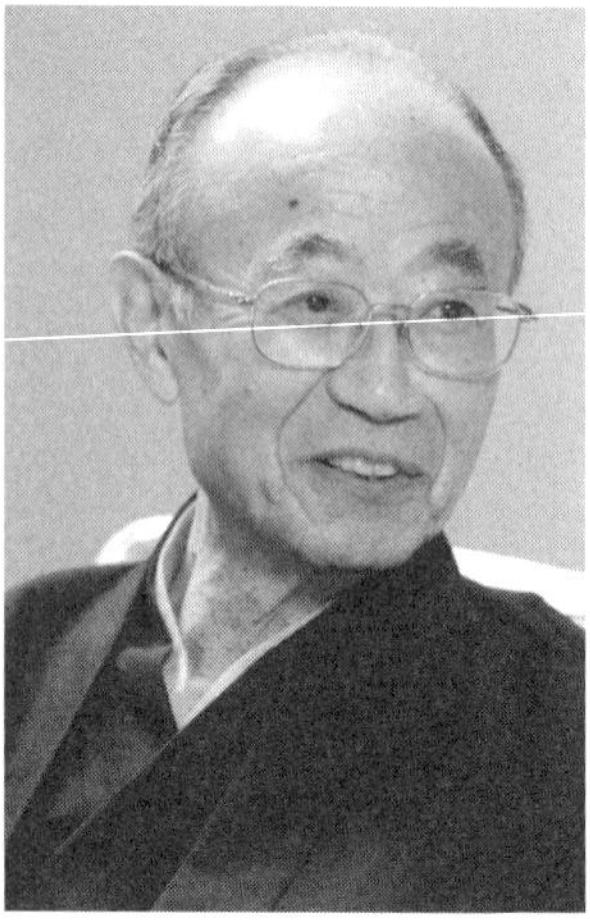

山折 哲雄（やまおり・てつお）

1931年サンフランシスコ生まれ。東北大学文学部卒業。国立歴史民俗博物館教授、京都造形芸術大学大学院長、国際日本文化研究センター所長などを歴任。おもな著書に『あなたの知らない栄西と臨済宗』（洋泉社）、『近代日本人の宗教意識』（岩波書店）、『日本の「宗教」はどこへいくのか』（角川選書）、『17歳からの死生観』（新潮社）他多数ある。

現代の日本人には死生観が欠落している

またたく間に港や家々を呑み込む大津波を目の当たりにし、日本中が言葉を失い、茫然自失となった、それが二〇一一年三月十一日であったと思う。多くの人々は、あらためて死が身近なものであり、そして不意に訪れるものだということを思い知ったことだろう。

四月に入り、私は被災地を訪れ、仙台、東松島、気仙沼と回った。まだ街は瓦礫の山で、至る所に処理しきれないご遺体が置かれていた。その前でご遺族の方々が、なすすべもなく呆然としている。

そのとき、私の脳裏に浮かんだのは『万葉集』にある大伴家持《おおとものやかもち》の歌だ。

海行かば　水漬《みづ》く屍《かばね》
山行かば　草生《くさむ》す屍
大君の辺《へ》にこそ死なめ
かへりみはせじ

戦時中、この歌に曲が付けられ、出征兵士を送り出す際に歌われた。第二国歌、準国歌とまで呼ばれ、この歌を支えに無数の日本人が、祖国のために戦い、死んでいった。

昭和十二年に信時潔《のぶときよし》が作曲し、多くの人々に愛唱された名曲中の名曲だが、あまりにも戦争の記憶とその悲惨な結末とが結びついていたため、戦後は実質的に封印されてしまった。しかし、私はこの歌にこそ、日本人の死生観が凝縮されていると考える。

この歌には、「屍」という言葉が出てくる。万葉の人々は、死者の魂《たましい》が屍から遊離して、天地自然に鎮《しず》まることを信じていた。つまり、死者の魂の行方《ゆくえ》を想像することができていたのである。

そのような観点から見ると、この歌は死者の霊魂の行方を見つめ続ける人たちが、鎮魂のために歌ったものであると言うことができる。だからこそ万葉以来、一千年以上もの長きにわたって、我々の先祖は歌い継いできたのである。

しかしながら、現代の日本人はどうであろうか。この歌とともに、その死生観まで忘れてしまったのではないだろうか。

我々は魂そのものを信じることを忘れ、死者の魂の行方に想像の翼を拡げることができないでいる。死を恐れ、死者に怯え、死に対する思考を停止させてしまった。数限りない遺体が眼前に現れたとき、なすところを知らず、鎮魂できないでいる。

万葉の時代において歌は、死者の霊魂を鎮めるための重要な手段だった。人の死を詠んだ挽歌は、ほとんどが災害や戦乱など不幸によって異常死した人を悼《いた》んだものである。これは日本列島が、いかに災害と戦乱に見舞われてきたかを示している。

その意味では東日本大震災で亡くなられた方々も、けっして例外ではない。違うのは、遺体に接して死者の魂を感じることができない点である。

この大震災では、火葬が追いつかないということで、とりあえず土葬にされた遺体も多い。これらはいずれものちに掘り返して、火葬にしたという。

火葬にしないと安定した気持ちになれないのが、現代日本人なのだ。これが遺影にこだわり、遺骨を大切にし、故人の過去の記憶にすがりつくという行為につながっているようにも思う。

逆に言えば、こうした行為そのものが、実は死者と直接向かい合うことを避けさせてきたのではないだろうか。さらには日本人の死生観をぐらつかせることになっていたのではないだろうか。

「生者」と「死者」とをつなぐ「きずな」をどう取り戻すか

東日本大震災で多く使われたのが、「きずな」という言葉である。被災地に多くの人がボランティアに駆けつけ、また被災した人々も互いをいたわり、協力し合った。その姿は海外のメディアでも報じられ、日本人の冷静な行動は各国から賞賛を受けた。日本人は震災によって多くの命や街を失ったが、「きずな」を取り戻した。そういう声も聞こえてきた。

だがそこには一つ、見失われている重要な視点がある。よく言われている「きずな」とは、たまたま生き残った人たちが手を取り合い、この悲劇的な事態を乗り越えていこうという、いわば生者同士のきずなである。

それはそれで大切なことだが、より重要なのは「生者」と「死者」とのきずなをどう取り戻すか、ということではないだろうか。多くの犠牲者の前に思考停止に陥っている日本人は、この問いの前に立ちすくんでいるように見える。

本来、生と死は密接に結びついていた。「死」を意識することは、すなわち対極にある「生」を意識することにほかならない。

中世には「九相図」という絵があり、ここには人間が死に、やがて腐敗し、最後に白骨化していくさまを九つの段階に分けて描いていた。非常に不気味な絵だが、作者はこの絵を通じて死とは何かを人々に考えさせようとしたのではないだろうか。

よりよい「死に支度」をするのは、そこに至るまでの「生」を充実させることと同義だったはずである。しかし、死を遠くに追いやってしまった現代人にとって、死は忌むべきもの、恐れるべきものでしかない。

印象に残っている二つの「死」

病院で死ぬのが当たり前となった現代では、身近で人の死を見る機会は少なくなった。私の場合、最初に親しい人の死を目の当たりにしたのは、祖父の死であった。八十四歳まで生きた祖父は、最後の一年ほどは奥座敷で寝たきりになっていた。衰え始めた祖父の体からは、異様な臭いが漂っていたことを強烈に覚えている。排泄物の臭いもさることながら、身体そのものが発する、一種の腐敗臭とも言える臭いを私は大いに嫌悪した。祖父は健康法として、火鉢で焼いたにんにくに味噌をつけるのを常食としており、それがまた異臭を強くしていた。

病気で衰え、死んでいく人は、こうして腐敗臭を発しながら、最後に息を引き取るということを私は初めて知った。とくに祖父にかわいがられた経験もなかった私だが、祖父が身をもって人の死に逝くさまを示してくれたことは、非常に貴重な経験だったと思っている。

もう一つ、死に関する出来事で強く印象に残っているのが、三十年ほど前の夏の終わり頃、草むらのなかで見つけた一匹の白い犬の死骸である。最初に見たときは、ただ通り過ぎただけで終わったが、一週間ほどして通りかかると、腐敗が始まっていたのだろう、ウジ虫やハエがたかって、腹が膨らんでいた。

やがて秋口が過ぎた頃、再び死骸の様子を見に行くと、ウジ虫は消え、腹はぺしゃんこになっていた。さらに雪が降り始めた頃、死骸の様子が気になって見に行くと、死骸にはうっすらと雪がかぶさっていた。その死骸に雲間からの薄日がさし、犬の毛が白く輝いて見えた。その輝きは、私には神々しいものに感じられた。

草むらで死んだ犬が、誰にも処理されず、腐敗していく過程を見るなかで、私は動物も含めた生と死について考えさせられた。そして私の脳裏に一瞬浮かんだのが、鹿の皮をまとった空也《くうや》上人《しょうにん》の姿であった。

空也上人に限らず、昔の聖《ひじり》たちは、死んだ獣の皮をまとって布教することが珍しくなかった。昔の聖たちは、動物が死んで変化していくさまをよく目にしていただろう。彼らは死んだ獣の皮を身につけることで、死んだ動物と一体化しようと思っていたのではないか。そして動物の死を通して、死からの救済を考えていたのではないか。

今日の我々の社会では、動物が死ねば即座に片づけられてしまう。そこには衛生上の問題もあるのだろうが、人間の死はおろか、動物の死さえ容易に見かけなくなってしまった。そのような現代は、非常に薄っぺらい時代と言えるのではないだろうか。

死者を送るための儀式がなくなっている

古来、我々は死に逝く者たちを看取り、見送ることを「葬送」と言い表してきた。死者を葬ることとは、他の世界に送り届けることだと考えられていた。

平安時代から鎌倉時代にかけて、「来迎図《らいごうず》」という仏教絵画がたくさん描かれるようになった。画面の中央に山があり、その山頂に大きな太陽や月が沈んでいく。山の彼方《かなた》に「浄土」があると見立てているのだ。

ときにその太陽や月の中に、仏や観音の姿が描かれていることもある。このような絵をこれから死に逝く者の部屋に掛け、これから旅立つ世界に思いを馳せてもらう。太陽や月の中に浮かんでいるような仏や観音に導かれ、あの世へ旅立つという気にさせる。そういう死者を見送る作法があった。

ところが現代ではそのような作法は失われ、そればかりか「葬送」という言葉さえ使われなくなっている。葬送の代わりに「告別」という言葉が使われ、葬式は死者を他の世界に送るための儀式ではなく、ただ別れを告げる儀式になった。

気がつくと家族葬や友人葬など、葬儀の個別化・個人化が始まっている。都会では病院から火葬場へ直行する「直葬」が増えており、こうなると葬儀というより「死体処理」に近い。死者を懇《ねんご》ろに弔《とむら》いたいという気持ちよりも、面倒くさい、費用をかけたくないという遺族の思惑が、このような形式を生み出しているのだ。

つまり、死に向き合う作法も伝統も、結果として受け継がれなくなったということである。だから葬式であれ、告別式であれ、偲《しの》ぶ会であれ、個人の写真が正面に飾ってある。いわば〝写真葬〟と言っていい様相で、遺体や遺骨に対する関心さえ希薄になり、ましてや魂に思いを馳せることなどできない。だから具体的な記憶として、写真にすがりつくのだ。

しかも使われる写真は、かつてなら喪服を着て生きているのか死んでいるのかわからないような表情をしたものが選ばれていた。今は普段着を着て、にこやかにほほえむスナップ写真のようなものが選ばれるようになっている。

そこには生き残った側の一種のエゴイズムさえ感じる。死を受け入れ、死者を他界に送り届けるのではなく、死から目をそらし、ひたすら「生」に執着していくように思えてならない。

死と向き合うために、土葬の復活を提案したい

私は思うのだが、生者と死者のきずなを見直すために、我々は今一度、土葬を再評価すべきではないだろうか。

東日本大震災では、犠牲者の火葬が間に合わず、土葬するケースも少なくなかった。「やむなく」という形容詞を付けられることが多いが、私はむしろ一気に遺体を消滅させる火葬より、自然の摂理のなかでゆっくりと土に還す土葬のほうが、じっく

り死と向き合い、死者とのきずなを取り戻す契機になるのではないかと考えている。

土葬は、プロセスを大事にする死の看取り方と言える。遺体を焼かず、腐敗して土に還るのを待つのが土葬である。土葬した遺体はまず腐敗し、やがて白骨化する。そして最後はすべて土に還る。

これは土が持っている分解機能によるもので、微生物との共存の世界がそこにある。土の中にある無数の微生物のおかげで、遺体は腐敗し、発酵し、長い年月をかけて土に還るのだ。

その過程を直接目にすることはできなくても、思いを馳せることはできる。それにより人は自然と人間の共存共栄の関係を考え、また死とは何かを本質的に考える契機にもなっていた。

土葬という考え方は、もともと人間の葬り方としては主流である。中世にも火葬はあったが、火葬が主流になるのは明治に入ってからである。そこには衛生上の問題もあれば、埋葬するにあたり、遺体をそのまま埋めるより、火葬して骨のみにしたほうがスペースが少なくてすむという事情もあった。「家」制度のもと、一族全員を一カ所に埋葬するには火葬のほうが都合がよかったのだ。

だが家族制度も大きく変化し、かつてのように一族全員を一つの墓に入れるのでなく、墓の核家族化・個人化も始まっている。今後土葬に戻るのは、けっして無理な話ではないように思う。

土葬こそ、極めて日本的な埋葬法

遺体を焼かず、土葬にすることで死者とのきずなを感じる。死者の彼方には先祖がいて、さらにその彼方には仏や神がいる。目に見えるものと見えないものと両方のきずなを考えないと、人間の生活は本質的に安定しない。これまでの日本人の死生観は、そのようなものであった。

また、死者を土に還す際にたどる、腐敗という過程も重要である。それは死の臭いをかぐことであると同時に、日本人のアイデンティティの再確認にもなる。

湿潤なアジアモンスーン地域に暮らす日本人は、古来よりさまざまな発酵食品をつくってきた。味噌、醤油、納豆をはじめ、日本は発酵食品の冠たる国である。

よく考えれば少し前まで日本では、人糞を肥料にして米をつくっていた。今の日本人には人糞を肥料にするなどとても考えられないだろうが、これも発酵とは切っても切れない関係にある。

モンスーン地域における遺体の処理方法として発酵に頼る土葬は、極めて日本人らしい。たとえば日本の酒が米を発酵させてつくる醸造酒が主流であるのに対し、西洋ではウイスキーやウォッカなど醸造酒を沸騰させてつくる蒸留酒が多い。そこに私は土葬をモデルにした酒づくりと、火葬をモデルにした酒づくりの違いを見る。それほど日本の発酵文化と土葬には、密接なつながりがあるのである。

実を言えば私は、かつては死んだら自分の遺体を火葬にしてもらうつもりだった。死期を悟ったら、できることなら断食をして、自ら意図してその日を迎える。死んだ後は「葬式をしない」「墓をつくらない」「遺骨を残さない」の三無主義で行く。ただし遺体を焼いた後の遺灰を遺族や知人に一握りずつ持って行ってもらい、ゆかりある場所に散布してもらう。そんなことを夢想し、公言していたこともあった。

だが、現在はむしろ土葬を望むようになっている。そこにはエネルギー問題もある。火葬は重油を燃料として使うが、化石燃料は限界がある資源で、二酸化炭素の排出にもつながる。

ある試算によると、一年間にわが国の火葬で発生する二酸化炭素の排出量は約二〇万トンで、エアコン（八～一二畳用）七二〇万台分の年間排出量に相当するという。この二酸化炭素を吸収するためには、東京二十三区の二倍に匹敵する森林が必要らしい。

また、土葬は個々の家族だけでできるものではない。地域のコミュニティの協力があって、初めて可能となる。大震災を契機に生まれた人間と人間のきずなは、一時的なもので終わる可能性もある。そう考えたとき土葬への回帰は、地域コミュニティの復活、すなわち生者と生者のきずなを取り戻すことにもつながるのだ。

もちろん、火葬から土葬への大転換は、一家庭、一地域、一宗教法人で行えるものではない。国家的な政策の変更や法律の改正が必要である。そうしたハードルをクリアしなければならないという問題はあるが、我々が「死と向き合う作法」を取り戻すために考えていかねばならない課題であろう。

今の日本社会では、死が隠されている。とくに若い世代がそうで、人間の死をどう考えるかは、きちんと教育しなければならない問題である。東日本大震災で多くの死を目の当たりにした今、我々は生と死を見つめ直す出発点に立たされている。土葬を復活させることで、死と向き合うチャンスができるのである。

いきなり土葬にするのが無理なら、インド式の火葬を考えてみてもいい。河原や山のふもとで薪《たきぎ》の上に遺体を積み、少しの油をかけて焼くのである。薪や棺に山林の間伐材を使えば、これは再生エネルギーなので排出される二酸化炭素の量はわずかですむ。その火葬の様子を遺族たちはじっと見つめながら、人間とは何か、人生の意味とは何かといったことに思いを馳せるのだ。

人生八十年時代、長生きはいいことばかりではない

日本人が死と正面から向き合わなくなったのは、寿命の延長と無関係ではない。十六世紀の織田信長の時代から戦前まで、日本人の平均寿命はほぼ五十年であった。

子どもが生まれても、成人するとは限らず、また多くの子どもを産み育てていたから、末の子どもが成人するまで親が生きられないこともあった。そのような「人生五十年」の時代が約四百年続き、戦後わずか数十年の間に「人生八十年」となったのである。

急激な寿命の伸長は、人生観、価値観の大転換をもたらした。人生五十年の時代は、働いて働いて、働けなくなったら死ぬというもので、生と死が深く関わっていた。生きることは死ぬことであり、それが日本人の死生観だった。死を覚悟すること

が同時に生きることで、死を覚悟するなかで生きることのありがたさや尊さが感得されていた。

「武士道と云ふは死ぬ事と見付けたり」とは武士の心得を記した『葉隠』の有名な一節だが、『葉隠』に限らず江戸時代の人々は、死についての意味を徹底して考えていた。「こうなったときは、こう対処すればいい」といった対応策がきちんとできあがり、知恵としての共有財産になっていた。

そのうえで切腹したり自殺したり、心中したりという現象が生じていたのだ。死に関する思想・技術・知恵が豊富にあったのである。

ところが、人生八十年の時代になると、死の比重は低下し、「生きること」一辺倒となり、「長生き」こそ最大の幸せであるという考え方が広がっていったのである。

その結果、「死への心構え」や「死に支度」が忘れ去られ、死と正面から向き合わない風潮が強くなってきた。

長生きできるようになったのは、いいことではないかと思う人もいるだろうが、事はそう単純ではない。

人生が五十年から八十年へと延びるなかで、老いや病気の問題が出てくるようになる。このことに日本社会は対応できていない。今日の日本社会の混乱と閉塞感を生み出している、年金、保険、医療と介護、さらには財政破綻の問題は、まさに生を礼賛《らいさん》し、死を片隅に追いやった人生八十年時代の考え方が根底にある。

人生八十年時代に日本人が失ったもの

今の日本人は老・病・死という、いずれも避けて通れない問題をできるだけ引き延ばそう引き延ばそうとしている。老いとつきあう、病とつきあう、死とつきあうという発想ができない。かつて、これらとつきあうのは当然という発想を持っていたが、日本人は長生きすることで、これを失ってしまった。

翁《おうな》の思想も失われた。歳をとった人は賢者であり、老人は尊重されるべき存在であった。歳をとって死ぬと神になると日本人は昔から考え、神になる最短距離にいるのが老人であった。象徴的なのが謡曲の翁で、謡曲において翁は主役であり、神に近い存在として扱われる。

それが現代では、翁を主役、神に近いものとして敬う発想がなくなり、脇役であり、弱者として救済される存在としている。そして家族や社会から見捨てられ、退《しりぞ》けられるようになっている。

あるいは病を通して、人間が成熟する面もあるという発想もあった。一病息災もそれを表す言葉で、それがなくなり、できるだけ避けよう、できるだけ引き延ばそうとしている。

そうしたなか、死者を弔うマナーも大事にしなくなり、病院から直接、火葬場へ遺体を運ぶ直葬、あるいは脳死や臓器移植といった、かつては考えられないことが平然と行われるようになっている。

こうした問題を解決するためには、生のみに偏《かたよ》った現在の死生観をリセットし、再び死を身近なものとして認識する必要があるのではないか。

今求められる死の作法とは

昔の僧侶のなかには、自分の死期を悟ると身辺を整理し、遺書をしたため、断食状態に入る者たちがいた。比叡山延暦寺などに、そうした記録が残されている。

平安・鎌倉期の高僧伝や往生伝によると、僧侶たちは断食に入る前に、まず五穀断ち、十穀断ちといった精進を行う。その後、完全な断食に入るが、最初は水だけは飲む。やがて水も断ち、さらには睡眠も断つ。

一週間から十日ほど経つと、幻覚を見るようになる。阿弥陀如来が来迎して、僧侶の頭を撫でることもあるという。そうした幻覚体験の翌日に、多くの僧は静かに息を引き取るらしい。一種の宗教的自殺とも言える見事な往生の仕方である。

また、岩手県遠野に伝わる神話や伝承などを集めた柳田國男の『遠野物語』には、こんな逸話が紹介されている。

村のはずれに蓮台野《れんだいの》という土地があり、六十歳を過ぎた者はみんなそこに追いやられる。命のあるうちは、日中は里に下って農作業を行い、日が暮れると蓮台野に戻る。

彼らが朝、里に下ることを「ハカダチ」と言い、夕方、里から戻ることを「ハカアガリ」と言う。そうした暮らしのなか、いつしか見かけなくなる老人も出てくるだろう。それでも「ああ、あのじいさんは蓮台野にいるよ」と言うだけで、それ以上は追求しない。じつに合理的で、したたかな仕組みのように思う。

自らの死を見つめ、それを静かに迎え入れる覚悟を決める。まさに人生五十年時代の死の作法だったと言える。

では、人生八十年時代の死の作法とは、どのようなものか。近代医療では、寿命が尽きた人にも延命治療を施す。延命治療を行わない場合は、モルヒネを使って痛みを軽減させるなかで、やがて死に至らしめる。

断食による死も、幸福な幻覚体験のなかで静かに死んでいく。その意味で断食もモルヒネも、一種の安楽死である。断食は、「食べたい」という欲望をコントロールする究極の作法で、断食による死は「生きたい」という欲望をコントロールする究極の死の作法と言えるだろう。

二十一世紀に生きる我々は、エネルギーや食に対する欲望をどうコントロールするかという段階に来ている。人間の欲望は始末に困るもので、限界がない。今の文明生活を維持するには電力が必要で、原発やむなしという話にもなる。

食の問題もそうで、食べるモノが十分にあっても、「もっとたくさん食べたい」「もっとおいしいものが食べたい」となる。果ては、老衰で食べられなくなり、本来は死ぬはずの老人に胃瘻で無理やり栄養を送り込み、長生きさせようとする。

いまや「死」につくのは、自分で意識しないと、できないことになりつつある。歳をとれば死に支度をすることが大事で、それには何を捨て、何を断ち、何から離れるかを考えなければならない。

若者はそうではない。彼らはまだ〝持たざる世代〟で、捨てるものがない。若者は欲望に自由でいい。彼らを自由にし、活躍させるのが年寄りの役目で、そのために自分たちが引退する。戦前には隠居制と呼ばれるものがあり、家督としての権利を下の世代に譲り、自らは悠々自適な暮らしを送るというシステムがあった。

死の作法に通じる、モノを捨てる生き方

少し前に話題となった「断捨離」は、我々現代人が忘れ去ってしまった、かつての死の作法に通じるところがあるように思う。

人生や日常生活に不要なモノを断ち、余分なモノを捨てることによって、モノへの執着から解放され、シンプルで身軽な人生を得ることができる。これが「断捨離」の基本的な考え方である。直接死について触れているわけではないが、その考え方の延長線上には、死に支度の精神がある。

東日本大震災について、石原慎太郎東京都知事（当時）が「天罰」と発言し、物議

を醸《かも》した。私自身は震災を天罰とは思わないが、原発事故に関してはやはり天罰だと思う。豊かな暮らしを過剰に求める欲望が、原発事故という大変な災厄を招いた。我々のなかにある欲望をいかに「断捨離」と結びつけていくかが、これから問われるところなのだ。

何を捨て去るかは、その人の職業や生活スタイルによって変わってくるだろう。私の場合は、本を処分した。情報も極力断っている。インターネットは使えないので新聞を読むくらいのものである。仕事などで資料が必要になったときは、書店や図書館で調べれば十分事足りる。

その他心がけているのは、飲み過ぎない、食べ過ぎない、そして人に会い過ぎないことである。要するに、欲に任《まか》せきりにしないことだ。

遺品整理業という、孤独死した人の遺品を整理する仕事がある。私の教え子の一人が、フィールドワークとしてこの仕事に携わったことがあるが、どの家に行っても大変な量のモノであふれかえっているという。身寄りがなく、一人で暮らしながら、死ぬその瞬間までモノにこだわり、モノを食べ続けているさまが、そこからまざまざと浮かび上がってくる。

彼らが蓄え続けた廃品の山は、処理をするだけでひと苦労だが、これは不要なモノをどんどん溜め込んでは捨てられずにいる我々の姿に通じるものがある。

我々が不要なモノを持たずにすむには、そもそも生産をやめればいいが、それでは経済が立ち行かない。誰もモノを必要としない社会も問題だが、人生五十歳を過ぎた頃から、そういう生活を考えてもいいのではないか。

このような考え方は、「隠者の思想」として昔から存在していた。たとえば、『方丈記』の鴨長明、『徒然草』の吉田兼好などは、まさにモノを捨てた生き方を実践した人々であろう。かつては、日本にもこうした思想が息づいていて、生と死が隣り合ったシンプルな生き方を選択する人々が、少なからず存在していたのである。

家を捨て、モノを断ち、放浪の旅に身をまかせるまでできるかどうかはともかくとして、余分なモノを極力減らす努力は、一筋の光明を投げかけるのではないかと私は密かに期待している。

世の中は「無常」であることを肝に銘じる

ここ十年ほど、「無常」という言葉があちこちで聞かれるようになった。たとえばリーマンショックに始まる世界金融危機の勃発など、いったい誰が予想しただろう。科学である程度コントロールすることは必要だが、想定外のことは必ず起こる。想定外とは言い換えれば、無常である。

東日本大震災にしても、誰が生きて誰が死んだのかは論理的に説明できない。あるいは自分は元気なのに、同い歳の友人は重い病気になった。これとて簡単に説明のつく問題ではない。偶然性の問題であり、同様の偶然性は世の中に満ち満ちている。だから宗教が発生する。

仏教における無常には、三つの考え方がある。

地上に永遠なるものは一つもない
形あるものは必ず壊れる
人は生きて、やがて死ぬ

いずれも否定できない真理で、それを認めないのはあまりに傲慢である。どんなに栄えたものも、いずれは衰退するし、どんなに健康で長生きしようと、人は必ず死ぬ。人生八十年時代において、このことは肝に銘じておく必要がある。

東日本大震災では、人間が犬や猫のように死ぬことを我々は実感した。人間だけが特別選ばれた存在ではないというのは、仏教の考え方でもある。

奇《く》しくも普遍宗教の開祖のなかで、八十歳まで生きたのはブッダだけである。人生八十年時代にあって、ブッダの人生観に注目することは、今日の我々に大きな意味を持つように思う。

東日本大震災で被災した地域の映像は、瓦礫の山ばかり映し出される。実際にはその周りに無数の死体があるが、それは映し出さない。大量の家畜が伝染病に侵されたという話題が報じられるときも、殺される家畜たちの姿が映し出されることはない。あまりの悲惨な光景に見る側が耐えられないからだ。しかたないことではあるが、その分、我々の死への想像力は貧困になっている。

この点について、最も自覚的にならなければいけないのは宗教家だが、日本の仏教界はそこまでの自覚を持っていない。東日本の災害に際し、仏教界が率先してお金を寄付すれば仏教界の社会的評価が上がる絶好のチャンスだが、そのような話を私は寡聞にして聞かない。あるいは平成二十五年に行われた伊勢神宮の式年遷宮は総費用が五五〇億円だったという。これほどの集金力を被災地の人たちに振り向けることができるかは、大いに問われるところだろう。

「共死」という考え方が、死の作法を取り戻す

さて最後に、極論かもしれないが、一つの質問を投げかけてみたい。

海外のメディアは、福島第一原発で懸命に復旧作業に当たっていた人々を「フクシマ50(フィフティ)」と呼び、一種のヒーローとして讃えた。日本のメディアでも同様の報道がなされていたが、海外と日本のメディアでは、その立ち位置が根本的に異なっているように見えた。

米メディアが賞賛するフクシマ50は、アングロサクソン文化の伝統であるサバイバル戦略に基づく思想の表れだ。危機的な現場に出向く者は、犠牲となる可能性が高いことを覚悟している。送り出す側も、それを承知している。それが社会のなかで、ルールとして認知されている。だからこそ、彼らは身を犠牲にして大多数を守る「ヒー

ロー」として讃えられたのだ。

日本はどうだろう。おそらくそこまでの覚悟を持っている者はおらず、全員が生還してほしいという期待を前提として物事が運ばれている。おそらく首相ですら、死は遠い彼方にあるという姿勢でいる。

死を前提とした戦略と、生還を期待する戦略、それぞれの文化の死への距離感を示す象徴的な例と言えるが、私はもう一つ別の選択肢を提示してみたい。

それは、命が危ないギリギリの状況になったら、全員退避させる。その結果起こるであろうリスクは、全国民で受け止める。いわば、自分だけは被害から免れたい、助かりたいという欲望を断つことだ。「共生」でなく、「共死」という考え方だ。

究極の「断捨離」は命を捨てることで、それに比べれば本を捨てることなど、どうということはない。かく言う私自身もほんとうに覚悟を決められるかと問われれば、素直に頷《うなず》くことはできない。しかしながら、考えてみるべきことではないのか。それが死の作法を我々の手に取り戻す、究極の死に支度となるのではないか。今、私はそんなことを考えている。

今の日本社会では、死が隠されている。

とくに若い世代がそうで、人間の死をどう考えるかは、きちんと教育しなければならない問題である。

東日本大震災で多くの死を目の当たりにした今、我々は生と死を見つめ直す出発点に立たされている。

装　　丁：石間　淳
装　　画：川崎真奈
執筆協力：坂爪一郎
校　　正：鈴木洋子
写　　真：清水　茂（p.16）、向井　渉（p.50）、
　　　　　大木啓至（p.86）、鶴田孝介（p.158）
写真提供：北國新聞（p.124）

※本書は『ＰＨＰほんとうの時代 Life+　リレー連載：現代の「生」と「死」を考える⑫の話』（2011年１月～２月号、５月～12月号）に加筆、再編集したものである。

人は死ぬとき何を思うのか

2014年７月17日　第１版第１刷発行
2014年９月２日　第１版第２刷発行

著　者　渡辺和子
　　　　大津秀一
　　　　石飛幸三
　　　　青木新門
　　　　山折哲雄
発行者　小林成彦
発行所　株式会社ＰＨＰ研究所
東京本部　〒102-8331　千代田区一番町21
　生活教養出版部　☎03-3239-6227（編集）
　普及一部　☎03-3239-6233（販売）
京都本部　〒601-8411　京都市南区西九条北ノ内町11
PHP INTERFACE　http://www.php.co.jp/

組　版　株式会社PHPエディターズ・グループ
印刷所
製本所　凸版印刷株式会社

ISBN978-4-569-81929-7